常见病
中医调治问答丛书

# 前列腺疾病
## 中医调治问答

总主编 尹国有 主编 尹国有 孟 毅

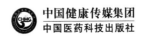

中国健康传媒集团
中国医药科技出版社

# 内容提要

　　本书是一本中医调治前列腺疾病的科普书，以作者诊治前列腺疾病经验及患者咨询问题为基础，以前列腺疾病的中医治疗调养知识为重点，采用患者针对自己的病情提问题，医生予以解答的形式，系统地介绍了前列腺疾病的防治知识，认真细致地解答了广大前列腺病患者可能遇到的各种问题。本书文字通俗易懂，内容科学实用，可作为前列腺疾病患者家庭治疗和自我调养康复的常备用书，也可供临床医务人员和广大群众阅读参考。

## 图书在版编目（CIP）数据

　　前列腺疾病中医调治问答 / 尹国有，孟毅主编 . —北京：中国医药科技出版社，2023.8
　　（常见病中医调治问答丛书）
　　ISBN 978-7-5214-4069-0

　　Ⅰ . ①前… 　Ⅱ . ①尹… ②孟… 　Ⅲ . ①前列腺疾病—中医治疗法—问题解答 　Ⅳ . ① R277.57-44

　　中国国家版本馆 CIP 数据核字（2023）第 144584 号

**美术编辑**　陈君杞
**版式设计**　也　在

出版　**中国健康传媒集团** | 中国医药科技出版社
地址　北京市海淀区文慧园北路甲 22 号
邮编　100082
电话　发行：010-62227427　邮购：010-62236938
网址　www.cmstp.com
规格　880 × 1230 mm $\frac{1}{32}$
印张　8 $\frac{5}{8}$
字数　201 千字
版次　2023 年 8 月第 1 版
印次　2023 年 8 月第 1 次印刷
印刷　三河市万龙印装有限公司
经销　全国各地新华书店
书号　ISBN 978-7-5214-4069-0
定价　**35.00 元**

获取新书信息、投稿、为图书纠错，请扫码联系我们。

# 丛书编委会

**总主编**　尹国有

**编　委**（按姓氏笔画排序）

王治英　王振宇　朱　磊　李　广

李合国　李洪斌　张占生　张芳芳

陈丽霞　陈玲曾　孟　毅　饶　洪

徐　颖　蒋时红　蔡小平　魏景梅

# 本书编委会

**主　编**　尹国有　孟　毅

**编　委**（按姓氏笔画排序）

李　广　李洪斌　饶　洪

蒋时红　蔡小平　魏景梅

# 前　言

人最宝贵的是生命和健康，健康与疾病是全社会都非常关注的问题，健康是人们永恒的追求。返璞归真、回归自然已成为当今的时尚。中医注重疾病的整体调治、非药物治疗和日常保健，有丰富多彩的治疗调养手段，采用中医方法治疗调养疾病，以其独特的方式、显著的疗效和较少的不良反应，深受广大患者的青睐。为了普及医学知识，增强人们的自我保健意识，满足广大读者运用中医方法治疗调养常见病的需求，指导人们建立健康、文明、科学的生活方式，我们组织有关专家、教授，编写了《常见病中医调治问答丛书》。《前列腺疾病中医调治问答》是丛书之一。

前列腺是男性的一个附属性腺体，尽管体积较小，却是男性"多事"的地方。前列腺疾病主要包括前列腺炎、前列腺增生、前列腺结石、前列腺癌等，是困扰男性朋友的常见病、多发病。近年来，随着社会经济的发展，人们物质生活水平的不断提高，生活方式的改变，以及人均寿命的延长、人口老龄化的加剧，前列腺疾病的发病率呈逐年上升趋势。前列腺容易发生哪些疾病？哪些人容易发生前列腺疾病？前列腺疾病的发病原因有哪些？前列腺疾病有怎样的临床表现？中医是怎样认识前列腺疾病的？前列腺疾病有哪些治疗方法？怎样预防前列腺疾病？人们对前列腺疾病的疑问实在太多了。

本书以作者诊治前列腺疾病经验及患者咨询问题为基础，以前列腺疾病的中医治疗调养知识为重点，采用患者针对自己的病情提问题，医生予以解答的形式，系统地介绍了前列腺疾病的防治知识，认真细致地解答了广大前列腺疾病患者可能遇到的各种问题。书中从正确认识前列腺疾病开始，介绍了常见前列腺疾病的发病原因、临床表现、诊断与预防等有关前列腺疾病的基础知识，并详细阐述了中医辨证治疗、单方验方治疗、中成药治疗，以及针灸、熏洗、贴敷、灌肠、饮食调养、运动锻炼、起居调摄等中医治疗调养临床常见前列腺疾病的各种方法。

书中文字通俗易懂，内容科学实用，所选用的治疗和调养方法叙述详尽，可作为前列腺疾病患者家庭治疗和自我调养康复的常备用书，也可供临床医务人员和广大群众阅读参考。需要说明的是，前列腺疾病是一种难以根除的慢性病，医生与患者共同参与、互相配合，采取综合性的治疗调养措施，是提高前列腺疾病治疗效果的可靠手段。由于疾病是复杂多样、千变万化的，在应用本书介绍的治疗和调养方法时，一定要先咨询医生，切不可自作主张、生搬硬套地"对号入座"，以免引发不良事件。

在本书的编写过程中，参考了许多公开发表的著作，在此一并向有关作者表示衷心感谢。由于水平有限，书中不当之处在所难免，欢迎广大读者批评指正。

编者
2023年6月

# 目　录

## 第一章
## 正确认识前列腺疾病

## 第二章
## 中医治疗前列腺疾病

# 第三章
# 自我调养前列腺疾病

# 第一章
# 正确认识前列腺疾病

什么是前列腺疾病？怎样预防前列腺疾病？由于缺少医学知识，人们对前列腺疾病的疑问实在太多了，然而在看病时，由于时间所限，医生与患者的沟通往往并不充分，患者常常是该说的话没有说，该问的问题没有问，医生也有很多来不及解释的问题。本章讲解了什么是前列腺疾病、怎样预防前列腺疾病等基础知识，相信对正确认识前列腺疾病有所帮助。

# 01 前列腺容易发生哪些疾病？

**咨询：** 我今年 51 岁，平时饮酒较多，近段时间不仅总感觉小腹部坠胀隐痛，还尿频、尿急、尿痛，经检查诊断为慢性前列腺炎。医生说尽管前列腺体积较小，却容易发生诸如前列腺炎、前列腺增生等疾病。请问<u>前列腺容易发生哪些疾病？</u>

**解答：** 医生说的没错，前列腺是男性的一个附属性腺体，尽管体积较小，却是男性"多事"的地方，容易发生前列腺炎、前列腺增生、前列腺结石、前列腺癌等疾病。

前列腺和人体的其他组织器官一样，也会发生各种各样的疾病。前列腺疾病儿童较为少见，青壮年和老年人的发病率则较高，随着年龄的不同，其发生病种也不一样。将前列腺容易发生的疾病归纳起来，主要有前列腺炎、前列腺增生、前列腺结石和前列腺肿瘤四大类。

青壮年时性功能比较旺盛，前列腺的任务繁重，导致抵抗力降低，细菌乘虚而入，或由于性兴奋等原因使前列腺持久充血而易患前列腺炎。前列腺炎有急性和慢性之分，其中常见的是慢性前列腺炎。急性前列腺炎的发病率较慢性前列腺炎低，其中有一部分可转化为前列腺脓肿。老年时代，性生活衰退，睾丸功能减弱，前列腺炎的发病率明显减少，代之以前列腺增生。

前列腺增生亦称良性前列腺增生、前列腺肥大，是老年男性泌尿生殖系统的常见病、多发病，其发病率随着年龄的增长而递增。近年来，随着我国人均寿命的延长，人口老龄化的加剧，前列腺增生的发病人数有不断增加之势。需要说明的是，前列腺增生者很少在 50 岁以前出现症状。

前列腺结石是指发生在前列腺组织或腺泡内的结石，前列腺结石在临床中并不少见，其结石一般较小，可单发或多发，绝大多数前列腺结石伴有前列腺增生或慢性前列腺炎。前列腺肿瘤包括前列腺的良性肿瘤和恶性肿瘤，良性肿瘤如前列腺平滑肌瘤、前列腺纤维肌瘤等，均十分少见，恶性肿瘤主要是前列腺癌。前列腺癌是最常见的男性肿瘤之一，年龄越大，发病率越高，在我国前列腺癌的发病率近年来有明显上升的趋势。

除前列腺炎、前列腺增生、前列腺结石和前列腺肿瘤外，前列腺还可罹患结核、脓肿等，但其发病率远较上述疾病为低。

## 02 哪些人容易患前列腺疾病？

**咨询：**我今年 55 岁，我知道前列腺疾病是困扰男性朋友的常见病、多发病，长期久坐者、饮酒过多者容易患前列腺疾病，我平时坐的并不多，也不饮酒，也查出患有前列腺疾病，这使我很迷惘。麻烦您给我讲一讲，哪些人容易患前列腺疾病？

**解答：**前列腺疾病确实是困扰男性朋友的常见病、多发病。

容易患前列腺疾病的人在医学上叫前列腺疾病的高危人群。在男性中，通常认为长期精神紧张者、长期久坐者、饮酒过多和常食辛辣食物者、食油腻食物过多者、缺乏合理运动者、有吸烟习惯者以及性生活不规律者等，均容易出现前列腺问题，患前列腺疾病，乃前列腺疾病的高危人群。

（1）长期精神紧张者：造成前列腺疾病的一个重要原因是过度紧张。长期的学习、工作压力和过度疲劳、焦虑状态是导致精神紧张的主要原因，尤其是30~40岁的男性多自认为年轻力壮，常忽视对自身健康状态的重视，使自身长期处于透支的亚健康状态。还有的人已出现尿急、尿痛、尿频等现象，但往往重视不足，自认为是"上火"了，自己吃点儿药了事，其实这正是危险所在。由于前列腺疾病多需要较长一段时间的治疗，且容易反复，患前列腺疾病之后，有的人受不了长期的疾病痛苦与折磨，致使紧张、焦虑等不良情绪困扰机体，甚至对生活失去了信心，这更影响了其治疗和康复。因此，长期精神紧张、自身压力大的男性，一定要注意自我调节，尽快远离紧张、焦虑等不良情绪和疲劳状态，以预防和减少前列腺疾病的发生。

（2）长期久坐者：久坐是患前列腺疾病的又一诱因，尤其是长期久坐者，容易使会阴部血液循环变缓，导致会阴和前列腺慢性充血、瘀血，局部代谢产物堆积，久而久之，形成气血瘀滞，引起尿频、尿急、尿道刺痛和小腹坠痛等症状，严重者还会出现心烦意乱、失眠多梦以及肾功能下降等。久坐和缺乏运动还极易造成肥胖，肥胖则是前列腺癌的最大潜在危险因素。有研究表明，与体重正常的人相比，肥胖的男性患前列腺癌的危险会增加一倍。由上可以看出，避免长期久坐也是预防前列腺疾病的重要一环。

（3）饮酒过多和常食辛辣食物者：前列腺对酒和辛辣食物非常敏感，过量饮酒（每次超过150毫升白酒），前列腺会产生局部毛细血管的迅速扩张、充血，使细胞组织间的液体渗出增多，为前列腺疾病提供了温床。辛辣食物对前列腺造成的危害与饮酒对前列腺造成的危害大同小异。因此，过量饮酒和爱食辛辣食物的人应当予以警惕。

（4）食油腻食物过多者：医学研究表明，当人进入中老年时期，体内的激素水平开始紊乱，男性容易出现前列腺边缘细胞的异常增生，腺体会因增生导致的结节性生长而体积变大，压迫尿道，出现尿频、排尿困难。当细胞发生突变时就易形成前列腺癌，而癌变又与饮食、遗传、环境等因素有关，其中过量食用动物脂肪、油腻性食物就容易患前列腺癌，特别是前列腺有问题的人。此外，过多地食用不饱和脂肪酸，如黄油、奶酪也会造成上述状况。因此，在日常生活中应注意减少摄取过多油腻食物和不饱和脂肪酸，适当多吃蔬菜和水果等。

（5）缺乏合理运动者：科学合理的运动有很好的对前列腺的保护作用，缺乏运动是许多疾病缠身的根源之一。缺乏运动主要造成自身血液循环不好，引起机体组织营养代谢失衡和代谢产物堆积，其结果常导致各种疾病随着运动的减少而发病率增高，前列腺疾病也是如此。为了健康，为了预防前列腺疾病的发生，建议坚持合理的运动锻炼。与缺乏运动相反，长期长途骑自行车则会造成前列腺处于充血状态，这是慢性前列腺炎高发的主要诱因之一。

（6）有吸烟习惯者：有研究表明，吸烟者的前列腺癌发病率是不吸烟者的两倍。烟草中含有大量的有害物质，会使机体免疫功能下降，受到有害微生物的侵袭而致病的危险性增加，前列腺便是极有可能受害的器官之一。对于慢性前列腺炎患者来说，吸烟者是引起慢性炎症急性发作的重要因素之一。

（7）性生活不规律者：性生活不规律，性生活过频、性交被迫中断、过多地手淫、长期禁欲等，使前列腺受到不正常刺激，容易导致前列腺充血，循环障碍，而引发前列腺疾病。

# 03 怎样才能早期发现前列腺疾病？

**咨询：** 我今年57岁，近段时间总感觉小腹部坠胀隐痛，经检查诊断为前列腺炎。我知道前列腺炎是前列腺疾病中的一种，前列腺疾病是困扰男性朋友的常见病，其发病较为隐匿，及早发现、及时治疗十分重要。我要咨询的是：怎样才能早期发现前列腺疾病？

**解答：** 没错，前列腺疾病是困扰男性朋友的常见病，其发病较为隐匿，及早发现、及时治疗十分重要。要想早期发现前列腺疾病，就应当懂得一些前列腺疾病的基础知识，对前列腺疾病的总体情况有一个较为全面的认识和了解。

尽管前列腺疾病的种类较多，其临床表现也复杂多变，但由于前列腺所处的特定部位，即位于盆腔内膀胱颈下方的后尿道周围，这决定了患前列腺疾病后大多数患者会出现与排尿有关的症状。在前列腺疾病中，比较多见的症状是夜尿次数增多，少则3~4次，多则10余次；排尿困难也很常见，表现为排尿时尿线变细、分叉，射程短而无力，排尿时间延长，或排尿滴沥不尽，或排尿中断，并可有尿频、尿急、尿痛等表现。另外，部分前列腺疾病患者可有尿液的异常，如血尿、细菌尿和脓尿等，或有阴囊、会阴、少腹及腰骶部的隐痛、坠痛或胀痛等，或有性功能障碍的表现，如射精痛、不射精、性欲减退、阳痿、早泄等。

了解以上前列腺疾病常见的症状，再加上思想上的重视，早期发现前列腺疾病就不再是困难的事情了。为了早期发现前列腺疾病，有以上情况者应及早到医院检查，以便确定是否患了前列腺疾病，并进一步明确属于哪一种前列腺疾病。

# 04 患前列腺疾病后为什么大多有排尿异常的表现？

**咨询：** 我最近总感觉尿急、尿痛，经检查诊断为慢性前列腺炎。我们单位的张科长，患有前列腺增生，他主要表现为排尿滴沥不尽，听医生说患前列腺疾病后大多有排尿异常，我想了解一下其中的原因。请问<u>患前列腺疾病后为什么大多有排尿异常的表现？</u>

**解答：** 在日常生活中，我们常可听到人们这样说："某某近一段时间时常尿急尿痛，肯定是前列腺出现问题了。"某某时常尿滴沥和排尿中断，检查发现是患了前列腺增生。""某某因排尿困难到医院检查，发现是患了前列腺癌。"为什么患了前列腺疾病后大多有排尿异常的表现呢？

前列腺位于膀胱颈下方的后尿道周围，所以一旦患了前列腺疾病，大多数患者都会出现排尿异常的表现。这主要是因为前列腺增大时，其中叶可向膀胱内突出，后者刺激膀胱逼尿肌，使逼尿肌的兴奋性增强，活动增多；或者由于前列腺部的尿道受到增生前列腺的压迫，或有炎症纤维化而发生尿道狭窄，引起了尿道梗阻（不完全性堵塞），以致膀胱残余尿量增加，膀胱容量减少，从而使排尿的间隔时间相应缩短，这样排尿的次数就自然增多了。这种情况最多见于良性前列腺增生，其次是前列腺的肿瘤和炎症。

有些前列腺疾病患者表现为排尿困难，此类患者常常排尿时尿线变细、排尿乏力，而且排尿时间明显延长，有的甚至因膀胱逼尿肌过度收缩而疲劳，以至于不能一次将膀胱内的尿液排尽，需要断断续续好几次用力排尿才行，这种情况一般发生在前列腺增生和前列腺肿瘤患者，偶尔也可见于慢性前列腺炎或前列腺外伤后尿道狭窄的患者。还有的前列腺疾病患者则表现为尿路刺激征，出现尿频、尿急、尿痛等症状，这是很多泌尿系疾病的共有症状。前列腺的有些疾病，尤其是感染性疾病，也常有尿频、尿急、尿痛等症状，这是由于前列感染时，可刺激膀胱颈部和尿道黏膜，通过骶丛神经的反射性作用，引起膀胱、尿道的痉挛性收缩，从而产生尿急、尿频或排尿时尿道有烧灼样疼痛的感觉。

# 05 怀疑患有前列腺疾病时为什么首先要做直肠指检？

**咨询：** 我今年 54 岁，最近一段时间排尿时时常尿滴沥和排尿中断，今天到医院就诊，医生怀疑患有前列腺疾病，建议做直肠指诊检查，请问怀疑患有前列腺疾病时为什么首先要做直肠指检？

**解答：** 直肠指检也叫直肠指诊检查、直肠指诊、肛门指诊，是用食指伸进患者的肛门，以检查疾病的一种简便易行的检查方法。检查时患者可以采取膝胸式、左侧卧式和仰卧式体位，检查者右手戴上消毒的手套，食指和患者肛门外部都涂上一些液状石蜡，将食指逐渐插入肛门进行触摸检查。

前列腺疾病的早期发现通常依据患者所表现的症状，但要确切弄清前列腺是否有病及所患的是什么病变，则需做一些专门的检查。诊断前列腺疾病的检查方法有很多，诸如尿液检查、前列腺液检查、血液检查以及 B 超检查、膀胱镜检查、前列腺穿刺检查、CT 检查等。但是医生对怀疑患有前列腺疾病的患者所采用的检查方法，通常首先是直肠指检，那么怀疑患有前列腺疾病时为何首先要做直肠指诊检查呢？原因是在上述众多的检查方法中，前列腺直肠指检算得上是最简单易行且可靠实用的一种检查方法了。

直肠指检患者不需特殊准备，也没有什么痛苦，医生只需戴上消毒手套，食指和患者肛门外部涂上一些液状石蜡后便可进行。此检查可以了解前列腺的大小、硬度、表面是否光滑、有无结节及压痛，中央沟是否存在，是否出现变浅或者消失，并可了解腺体周围的情况，从而来初步判断前列腺所患疾病的性质和程度，也可为下一步进行其他检查提供依据。正常的前列腺摸上去好似板栗大小，柔韧而有弹性，表面光滑，中间有一条小沟（称为前列腺中央沟），压之无疼痛的感觉。如果摸上去前列腺变大，中央沟变浅或消失，或前列腺明显突出于直肠内，手指不能摸到上缘，提示有前列腺增生（肥大）的可能；如果前列腺有压痛，则表示有炎症存在，通常急性前列腺炎症时，腺体除有明显压痛外，还会变得又大又软，形成脓肿时，还会有波动感，而慢性炎症时，腺体质地常偏硬，压痛较轻，大小正常或偏小。要是发现前列腺有结节或明显变硬，或表面有高低不平的感觉，除了要考虑慢性炎症、结石等外，还要特别警惕是否长了肿瘤，必须做进一步的检查，以避免误诊、漏诊。

## 06 尿液检查是前列腺疾病的基本检查项目吗？

**咨询：** 我近段时间总感觉尿急、尿痛，排尿滴沥不尽，去医院就诊，医生怀疑是前列腺出了问题，建议我做尿液检查。请问尿液检查是前列腺疾病的基本检查项目吗？

**解答：** 尿液检查对泌尿生殖系统疾病的诊断具有重要意义，许多男性生殖系疾病可通过尿液的异常表现出来，如前列腺、精囊、附睾的病变，所产生的分泌液排泄至尿道使尿液出现异常变化。尿液检查确实是前列腺疾病的基本检查项目，通过尿液检查可大致判断前列腺的病变情况。需要说明的是，尿液标本收集不当可以直接影响检查的结果，要注意收集新鲜的尿液及时进行检查。

尿液检查的内容很多，包括尿液常规检查、尿液细菌学检查、尿液脱落细胞学检查、尿液生化检查等。尿液常规检查包括颜色、透明度、比重、酸碱度、蛋白、糖及尿沉渣显微镜检查，尿沉渣显微镜检查是尿液检查中最重要的项目，包括检查白细胞、红细胞、上皮细胞、管型、结晶体以及三杯试验等，尿液常规检查是明确急、慢性前列腺炎等前列腺疾病不可缺少的检查项目。尿液细菌学检查对找出致病菌以指导临床治疗用药有重要的意义。尿液脱落细胞检查应留取早晨第二次新鲜清洁尿液，离心沉淀后立即涂片染色检查，通常连续检查三次，可检查癌细胞，主要用于泌尿系肿瘤的检查。尿液生化检查包括检查尿酸、尿素等，对于了解肾脏功能等具有重要的价值。

患前列腺疾病时，尿液检查会出现一定的变化。如患前列腺炎、精囊炎、后尿道炎时，炎性渗出物直接污染尿液，尿液中可以出现蛋白及白细胞增高；患前列腺充血、前列腺癌、精囊炎时，尿液检查可以发现数量不等的红细胞，或伴有白细胞；患慢性前列腺炎时，尿液检查可以正常，也可以出现少量白细胞。

## 07 前列腺液化验检查对诊断前列腺疾病有哪些帮助？

**咨询：** 我最近总感觉小腹部坠胀隐痛，今天到中医院就诊，医生怀疑是前列腺出了问题，建议我做彩超及尿液、前列腺液化验检查，听说前列腺液化验检查对诊断前列腺疾病大有帮助，麻烦您给我讲一讲，<u>前列腺液化验检查对诊断前列腺疾病有哪些帮助</u>？

**解答：** 前列腺液化验检查，是指用前列腺按摩法采集前列腺液进行化验检查以明确前列腺疾病的一种辅助检查手段。成年男性的前列腺每天可分泌 0.5~2 毫升的稀薄液体，这种液体就是前列腺液。前列腺液呈乳白色，含总脂约 0.28 克 / 升，其中磷脂占 65%，且以卵磷脂为主。正常的前列腺液在显微镜下可见到大量的卵磷脂小体，有少量的上皮细胞、精子和白细胞，前列腺发生病变时，可以通过前列腺液的化验检查获得诊断依据。

进行前列腺液化验检查，首先要用正确的方法采集标本。标本的采集方法是，让患者排尿后，采取膝胸位，检查者右手食指涂润滑剂后置于肛门，可嘱患者张口吞气以放松肛门，待其适应后，再慢慢插入，直至触及前列腺，用力适中均匀，从前列腺的两侧向中线按压 2~3 次，然后由中线向肛门口按压 2~3 次，并挤压会阴部尿道，白色前列腺液便从尿道口流出。

取样时，将流出尿道口的第一滴腺液弃去，再用玻璃片或玻璃管收集进行检查。如患者患有生殖系统结核，则不宜做按摩取样检查，以防引起结核扩散，急性炎症或疼痛明显时也应禁忌按摩。

前列腺液化验检查对诊断前列腺疾病大有帮助。患前列腺炎时，前列腺液中的白细胞增多，并可见白细胞成堆出现，卵磷脂小体则大大减少甚至消失。如红细胞增多，则常见于精囊炎、前列腺癌、前列腺化脓性炎症等。如在采集前列腺液样本时按摩过于用力，会因出血而出现较多红细胞，应注意判断。在前列腺液中发现滴虫，可确定为滴虫性前列腺炎。将前列腺液进行细菌培养，可判断是哪种类型细菌感染引起的前列腺炎，若同时进行药物敏感试验，则可指导治疗用药。如发现结核杆菌，可确定为前列腺结核。如发现淋球菌，则可考虑淋球菌感染。此外，通过将前列腺液离心后取沉渣做细胞学检查，还可以了解有无癌细胞存在，这对前列腺肿瘤的诊断有一定帮助。

## 08 精液检查能帮助诊断前列腺疾病吗？

**咨询：** 我最近不仅排尿滴沥不尽，过性生活时还有射精痛，医生怀疑是前列腺出了问题，建议检查彩超、尿液和精液，听医生说精液检查也能帮助诊断前列腺疾病，我明白前列腺疾病需要做彩超、尿液检查，我要咨询的是精液检查能帮助诊断前列腺疾病吗？

**解答：** 精液由精浆和精子组成，精子由睾丸生精细胞产生，在附睾内成熟，通过输精管运输，而精浆主要由前列腺、精囊腺和尿道球腺等附属腺体分泌。大家都知道，精液检查是男性不育症患者诊治过程中一项重要的检查项目，精液分析可反映睾丸精子发生及附性腺功能状况。在评价男性生育力方面，分析精子的数目和质量，可为临床寻找不育的原因和疾病诊断、疗效判定提供客观依据。精液检查证实无精子可作为男性绝育手术效果的重要指标。在人工授精过程中，筛选质量优良的精子，也要通过精液分析加以确定。

精液检查除了判断男性的生育能力外，确实对前列腺疾病的诊断也有帮助。正常的精液为乳白色黏稠的胶状液体，成年男性每次排出的精液为 2~6 毫升，离体 20~30 分钟后可自行液化，精子数为（$2 \times 10^7$）~（$1 \times 10^8$）个／毫升，活动精子超过 60%，畸形精子少于 20%，白细胞每高倍视野不超过 5 个，一般没有红细胞。如果精液为棕红色或带血，则称为血精，应考虑有精囊炎、前列腺炎的可能；如做精液显微镜检查时发现有大量白细胞、脓细胞，则更可证实有前列腺感染的存在；精囊炎、前列腺炎还会引起精子活动力减弱、活动率降低、精子数量减少等变化；精液显微镜检查发现有红细胞时，除了要考虑有精囊炎、前列腺炎外，还要警惕有无前列腺、精囊肿瘤的可能。此外，前列腺、精囊的某些病变，尤其是结核性病变，有时会造成精液量减少，甚至无精液排出。

# 09 B 超检查对诊断前列腺疾病有无价值?

**咨询：**我最近不仅总感觉小腹部坠胀隐痛，还尿频、尿急、尿痛，今天到医院就诊，医生怀疑前列腺出了问题，建议做 B 超检查，我知道 B 超检查，但对 B 超检查能不能诊断前列腺疾病并不是太了解，麻烦您告诉我 <u>B 超检查对诊断前列腺疾病有无价值?</u>

**解答：**B 超检查是现今最常用的影像学检查，具有简便、迅速、对患者无损伤、可反复进行等特点。B 超检查对诊断前列腺疾病有重要价值，B 超检查不仅可观察前列腺的形态、大小，还可分析其内部组织结构，为鉴别诊断提供依据。

采用 B 超检查前列腺时，超声探头探测主要有四个途径，即经腹部、经尿道、经会阴和经直肠，其中临床常用的是经腹部和经直肠两种检查方式。在检查前，患者要先饮水 500~1000 毫升，使膀胱中等充盈，即贮尿约 300 毫升，此时能清楚地对比膀胱与前列腺的情况。正常前列腺在经腹部探测时，横切面图上前列腺为栗子形，边界清晰，内部超声波的回声均匀，靠近中央尿道处的回声稍低些，而周围部的回声略高。当然，不同部位及不同的探测角度会显示不同的图像，医生会综合起来加以判断。

急性前列腺炎时，B 超检查前列腺径线增大，包膜完整，内部回声减低但均匀。如合并前列腺脓肿，则前列腺内部可有不规则低回声区或无回声区，其内可见漂浮回声，前列腺外形不对称等。无并发症的慢性前列腺炎患者，B超检查往往不具有特征性，严重患者可能具有包膜增厚或不整齐，内部实质回声不均匀，可以有强回声斑或低回声区，前列腺体积增大不明显，或者可有不同程度的缩小，但形态一般是对称的。前列腺增生时，B超检查表现为径线增大，呈椭圆形或圆形，包膜完整，肿大腺体向膀胱突出，膀胱颈抬高，外腺萎缩，界线清晰，前列腺内部回声均匀，少数病例回声不均匀增强及见大小不等增生样结节，有时前列腺增生径线的大小与临床症状往往相匹配。前列腺结石患者B超检查可见前列腺内有点状多发或成堆状或斑状强回声团伴声影，常分布于内外腺交界处。前列腺癌好发生于外周缘区，移行区占10%，中央区发生率很低，B超检查可表现为小低回声结节，边界不清，结节较大时可引起包膜隆起，严重者可出现前列腺增大、外形不规则、包膜不完整、内部回声不均匀等。B超检查是鉴别前列腺增大、前列腺癌、前列腺结石等的重要依据之一。

# 10 得了前列腺疾病有无必要做 CT 检查?

**咨询:** 我今年 58 岁,平时喜欢吃辣椒,最近不仅小腹部坠胀隐痛,排尿还滴沥不尽,今天到中医院就诊,医生怀疑是我得了前列腺疾病,检查 B 超后,建议再检查一下 CT。我要咨询的是<u>得了前列腺疾病有无必要做 CT 检查?</u>

**解答:** 每一种前列腺疾病都有其自身的发病特点和临床表现,根据其发病特点和临床表现,结合一些常规的辅助检查,大多数的前列腺疾病都可以明确诊断,但有些前列腺疾病还需做 CT 检查,通过鉴别诊断才能明确诊断。在 CT 检查片上,正常的前列腺为圆形或卵圆形、密度均匀的软组织影像,平均上下径为 3 厘米,前后径为 2 厘米,左右径为 4 厘米。随着年龄的增长,前列腺的体积也会逐渐增大,如 70 岁的老年人通常前列腺可增至 5 厘米 ×4.3 厘米 ×4.8 厘米。只要前列腺的形态、大小、内部结构等发生了改变,在 CT 片上就可表现出来,从而为临床诊断提供了客观依据。

CT 检查对诊断前列腺癌有重要价值,通过 CT 检查可以了解癌变有无侵犯膀胱,精囊是否受累,淋巴结、盆腔组织、骨髓有无转移等,为选择治疗方式提供参考资料,但 CT 检查在前列腺微小病变诊断方面仍有一定的困难。需要说明的是,CT

检查在目前仍不能作为诊断前列腺疾病的常规检查方法，原因在于CT检查价格昂贵，不能被患者普遍接受。同时有些前列腺疾病比如前列腺癌，做CT检查仍不确定病变的性质，最终诊断要依靠活组织检查。CT检查是诊断前列腺疾病的方法之一，但不是常规检查手段，不论是医生还是患者，都应根据病情的具体情况选择合适的检查方法，切不可过于迷信CT，得了前列腺疾病是否需要做CT检查，要依病情而定。

# 11 什么是前列腺活组织检查？怎样做前列腺活组织检查？

**咨询：** 我最近总感觉下腹部坠胀隐痛，排尿困难，今天到医院就诊，医生怀疑前列腺出了问题，检查彩超后建议再做一下前列腺活组织检查，听说前列腺活组织检查不仅痛苦，还比较麻烦，我要问的是<u>什么是前列腺活组织检查？怎样做前列腺活组织检查？</u>

**解答：** 前列腺活组织检查，是指医生运用一定的器械或手术方法，获取患者的部分前列腺组织，进行病理检查的一种检查手段。前列腺活组织检查虽然并不复杂，但也不能作为常规的检查方法，临床中只有在怀疑前列腺有恶性病变或采用其他检查方法不能做出明确诊断时，才进行前列腺活组织检查。前列腺活组织检查的具体方法主要有针刺活组织检查和切除活组织检查两种。

针刺活组织检查，是把特殊的活组织穿刺针，经直肠或会阴部刺入前列腺的可疑病变组织内，利用针头处凹槽切割下一小块组织供病理检查。或者用普通注射器接上长针头，刺入前列腺可疑病变组织后，利用注射器抽吸时的负压作用，抽取前列腺组织置于玻璃片上，固定后供细胞学检查。针刺活组织检查的方法具有操作安全、准确性较高、患者痛苦较小等特点，临床上较常采用。

切除活组织检查包括经尿道切除活组织检查和经会阴切开活组织检查两种方式，前者是通过膀胱镜或尿道镜将突出于尿道的前列腺组织切除并做病理检查，这种方法主要适用于发生在前列腺前叶的癌症，临床怀疑有前列腺癌但针刺活组织检查阴性，以及膀胱颈部恶性肿瘤又不能排除来源于前列腺的病例，由于发生于前列腺前叶或尿道周围腺体的前列腺癌的比例不高，所以此种方法的阳性率不太高。后者是经会阴切开进行活组织检查，它是在直视下准确地触及可疑病变，并在该处切取活组织供病理检查，由于此法定位准确、暴露清楚、获取的组织较多，所以诊断准确率较高。

尽管经尿道切除活组织检查和经会阴切开活组织检查在诊断前列腺疾病，尤其是诊断前列腺肿瘤方面具有诸多优点，但这些方法毕竟是创伤性检查，且操作方法较为复杂，需要一定技术水平的专科医生及必要的设备条件才能进行，患者还需做必要的术前准备，因此不属常规检查方法。

# 12 什么是前列腺炎？前列腺炎是怎样分类的？

**咨询：** 我今年49岁，最近几天总感觉肛门、会阴部胀痛，尿频、尿急、尿痛，今天到医院就诊，经检查诊断为前列腺炎。我知道很多人患有前列腺炎，听说前列腺炎有不同的类型，请您给我讲一讲<u>什么是前列腺炎？前列腺炎是怎样分类的？</u>

**解答：** 前列腺炎是指由于感染或某些非感染因素引起的前列腺的急、慢性炎症，是一种困扰成年男性的常见病、多发病，往往继发于体内感染病灶（尿路感染、精囊炎、附睾炎），但同时又是其他泌尿、男性生殖系统感染的根源。前列腺炎的发病机制尚不清楚，目前已认识到"前列腺炎"不是一个独立的疾病，而是具有各自独特形式的综合征，这种综合征各有独特的原因、临床特点和结果。因此，只有准确诊断并给予综合的治疗措施，才有可能收到较好的效果。

美国国立卫生研究所推荐的前列腺炎分类方法将前列腺炎分为四型，即Ⅰ型急性细菌性前列腺炎、Ⅱ型慢性细菌性前列腺炎、Ⅲ慢性非细菌性前列腺炎和Ⅳ型无症状型前列腺炎。其中以非细菌性前列腺炎最为常见，占90%~95%，细菌性前列腺炎仅占5%~10%。临床中，根据前列腺炎发病的缓急分为急性前列腺炎和慢性前列腺炎，根据有无致病菌则分为细菌性前列腺炎和非细菌性前列腺炎两大类。急性前列腺炎较为少见，临床所见者绝大多数为慢性前列腺炎。慢性前列腺炎有较高的发病率，约占成年男性患者的25%，占泌尿科专科门诊患者的30%，其中以30~45岁者居多。急性前列腺炎以肛门、会阴胀痛，尿频、尿急、尿痛，恶寒发热为主要表现；慢性前列腺炎以会阴、小腹等部位胀痛，尿道灼热，尿道滴白为主要症状，具有病程冗长、病情顽固、反复发作、缠绵难愈等特点。

# 13 前列腺炎都是细菌感染引起的吗？

**咨询：** 我最近总感觉会阴及小腹部胀痛，尿道灼热，医生说是前列腺炎，建议用抗生素，我们单位的刘师傅，前段时间患前列腺炎，也是用抗生素治好的，似乎前列腺炎都是细菌感染引起，治疗前列腺炎都要用抗生素，请问前列腺炎都是细菌感染引起的吗？

**解答：** 人们一听到炎症或发炎，马上想到的是细菌感染，应用抗生素去"消炎"治疗。其实，感染和炎症（发炎）是两个不同的概念，感染也并不全是细菌引起的，感染是由多种病原体侵入引起的，炎症则并不一定存在感染。同样道理，前列腺炎并不都是细菌感染引起的。

我们知道，在前列腺炎的分类中，根据前列腺炎发病的缓急分为急性前列腺炎和慢性前列腺炎，根据有无致病菌则分为细菌性和非细菌性两大类。一般来说，急性前列腺炎多由细菌感染所致，而慢性前列腺炎则可能是由细菌感染引起的，也可能是非细菌性的。在临床中我们常常会遇到这样的情况，有的慢性前列腺炎患者自觉症状比较明显，而在对前列腺液进行化验检查（如细菌培养）时，却并没有发现有明显致病细菌的踪迹，这类患者患的就是非细菌性前列腺炎，这类前列腺炎的发生与前列腺经常而反复的充血有关。由于前列腺组织的反复充血，可使前列腺的腺泡扩张、腺体间的组织水肿，长此以往，前列腺的腺体结构就会遭到破坏，从而出现慢性前列腺炎的病理变化和临床表现。

前列腺炎并不都是由细菌感染引起的。当怀疑患有前列腺炎时，首先应明确是否真的患有前列腺炎，另外还必须区分是细菌性的还是非细菌性的，以便为选择恰当的治疗措施提供可靠的依据。

# 14 手淫会引起前列腺炎吗？

**咨询：** 我高中同学朱某，最近不仅总感觉会阴、小腹部胀痛，同时还有排尿时尿道灼热、尿道滴白，经检查诊断为前列腺炎，医生说他的前列腺炎是手淫引起的，我也有频繁手淫的不良习惯，现在很担心会患前列腺炎。请问**手淫会引起前列腺炎吗？**

**解答：** 在众多的前列腺炎患者中，如果你仔细询问一下病史，就会发现有不少患者以往有过频繁手淫的不良习惯。那么，手淫究竟与前列腺炎的发病有什么关系？手淫会不会引起前列腺炎呢？这里可以肯定地回答，手淫与前列腺炎的发病有密切的关系，手淫能够引起前列腺炎。手淫之所以引起前列腺炎，其一是因为手淫相对意义上来讲是一种不洁净的性行为，它通过包皮和龟头的摩擦来达到性高潮，细菌容易侵入尿道，最终导致前列腺炎；其二是手淫可以比正常性行为使阴部和生殖系统充血的程度更强，从而诱发前列腺炎。

前列腺和身体其他组织器官一样，有完整的动脉系统和静脉系统，前者是给前列腺提供血液的，而后者是前列腺的血液经过一定的途径回流到心脏去的。前列腺的血液供应非常丰富，它主要来自于前列腺的上、中、下三条动脉，而回流血液的静脉相对要少些，并且需首先经过许多细小的血管，再逐渐汇合到较大的静脉中，这样就不可避免地会使前列腺的血液回流阻力加大。在这一基础上，如果再遇到一些促使前列腺长期反复充血瘀血的因素，就会加重静脉回流的障碍，久而久之，前列腺的腺体就会因此而出现退化，局部的血液就会回流不畅而致瘀滞，局部的抵抗力也会随之下降，这样就增加了细菌滞留的机会，而容易引起前列腺感染。在促使前列腺长期反复充血瘀血的因素中，频繁手淫要算是一个常见的因素了，这些患者往往是没有结婚的年轻男子，开始可能是无意中玩弄生殖器或衣裤太紧刺激生殖器后，发现这样可以带来性的满足，之后就会情不自禁地进行手淫，终成一种不良习惯而不能自拔。频繁的手淫由于人为的刺激，使前列腺长期充血瘀血，正常的分泌、排泄功能受到严重影响，为前列腺发炎创造了条件，加之腺体的纤维化、萎缩等，使局部抵抗力下降，极易使细菌在前列腺内生长繁殖而引起前列腺的炎症。

# *15* 不良情绪会引起前列腺炎吗?

**咨询:** 我邻居老张，性情急躁，经常生气，患有前列腺炎，医生说他患前列腺炎与经常生气有关，我性格内向，好生闷气，最近总感觉小腹部胀痛，经检查也患有前列腺炎，听说不良情绪会引起前列腺炎，我是将信将疑。**请问不良情绪会引起前列腺炎吗?**

**解答:** 情绪是人类在进化过程中产生的，是人体对外界刺激的突然影响或长期影响产生的适应性反应，它与疾病的形成有着密切的关系。不少百岁老人的经验证明，乐观开朗是他们长寿的原因之一，若能经常保持乐观的态度，将对身体健康十分有利。相反，烦恼、忧愁、悲伤、焦虑、恐惧、愤怒等都可能成为疾病的诱因，而损害身体健康。据统计，人类疾病有50%~80% 是由于不良心态、恶劣情绪引起的。不良情绪与前列腺炎有着密切的关系，不良情绪是导致前列腺炎发生和影响前列腺炎患者康复的重要因素。

心理医生发现，因罹患前列腺炎到医院就诊的中青年患者中，有相当一部分人在发病前有高度紧张、焦虑、心烦意乱等不良的心理或情绪刺激。也有的因工作繁忙产生心理压力，诱发或加重了前列腺炎的症状——排尿时局部有灼热感或刺痛、会阴部不适、尿道口时有乳白色黏液分泌。而心理因素同样也会影响前列腺炎的治疗效果，如有一些未婚青年经常出现会阴、外生殖器和下腹部种种不适，加上有尿急、尿痛、尿频、流白等症状反复发作，甚感焦虑不安，担心前列腺炎会影响性生活质量或可能造成不育，故心情忧郁，痛苦不堪。有的患者也曾多次就诊或辗转求医，服用了不少药物，也做过理疗和前列腺按摩等，然而病情常常反复，疗效并不满意。如果这些患者及时配合心理治疗，排除心中的疑虑，则其疗效可显著提高。

在临床中常常可以见到一些前列腺炎患者，每当遇到焦虑、紧张等不良情绪时，前列腺炎的症状会变得十分明显，而情绪变好时，这些症状会随之减轻或消失，这可能是因为不良情绪刺激了机体的自主神经，使前列腺分泌液体的量明显增多所致，与此同时局部及周围肌肉发生不自主的收缩，刺激膀胱及尿道，使症状出现。临床中还发现，很多前列腺炎患者经过治疗，其前列腺液中的白细胞数量已降至正常，细菌培养也由阳性转为阴性，然而如果精神紧张得不到缓解，则病情易于反复或某些症状顽固存在，其根本原因是持续而沉重的精神负担和不良情绪在作祟。而一些原先担心前列腺炎影响性能力和生育的年轻患者，在结婚和生育后，尿道灼热感及尿频、尿急、尿痛、流白等前列腺炎的症状在不知不觉中逐渐消失了，这恰恰是结婚和生育后的欢乐、放松给予了前列腺炎患者最好的"心理治疗"而出现的结果，其"疗效"是相当显著的。

# 16 蜜月期间的男性为什么容易患前列腺炎？

**咨询：** 我今年29岁，2个月前举办的婚礼，总算结婚脱单了，可是高兴劲儿还没过，新的问题又来了，我最近总感觉尿频、尿道灼热不适，经检查诊断为前列腺炎，医生说蜜月期间的男性就容易患前列腺炎。请问<u>蜜月期间的男性为什么容易患前列腺炎</u>？

**解答：** 医生说的没错，蜜月期间的男性就容易患前列腺炎。蜜月期间的男子之所以容易患前列腺炎，其原因主要有以下几个方面。

（1）新婚燕尔，由于性生活频繁，使男性阴部和生殖系统（如前列腺）反复充血、瘀血，缺少修复的机会，从而诱发前列腺炎。有学者调查发现，短时间内持续多次性交者，发生前列腺炎的比例明显升高。据统计，在短时间内反复多次性交者，急性前列腺疾病的发病率高达98.7%。

（2）有些新婚男子为了延长性交的时间而采取控制射精或中断性交等方法，这样更容易使前列腺充血肿胀，前列腺功能紊乱，从而导致前列腺炎的发生。

（3）新婚期间的男性因过度疲劳（如操办婚事、蜜月旅游等）或生活不规律、饮食饥饱失调、寒温不适等，均可使机体或局部抵抗力下降，容易招致细菌直接或间接侵入前列腺而发病。

（4）蜜月期间大吃大喝，饮酒过度或过食辛辣刺激性食物，致使湿热毒邪内生，蕴结于下焦，影响及前列腺，使其充血、瘀血，从而诱发前列腺炎。

（5）部分年轻男性婚后为了提高性功能，不适当地服用一些温肾壮阳药物，使阴茎勃起的时间过长，结果也会加重前列腺的充血、肿胀，而引起前列腺炎。

## 17 前列腺为什么会发生急性炎症？

**咨询：** 我今年37岁，最近总感觉会阴、小腹部胀痛，尿频、尿急、尿痛，经检查诊断为急性前列腺炎，正在服用抗生素治疗，自从得病后我特别关注有关前列腺疾病防治方面的知识，请问前列腺为什么会发生急性炎症？

**解答：** 绝大多数前列腺炎是慢性的，急性前列腺炎相当少见，但前列腺一旦发生急性炎症，又往往来势凶猛，发展也较迅速，如不及时治疗，还会带来一些严重的后果。那么，前列腺为什么会发生急性炎症呢？

导致前列腺急性炎症的罪魁祸首通常是细菌，而且以大肠埃希菌为主，另外还有产气杆菌、变形杆菌等。一般来说，促发前列腺急性发炎应具备两个条件，即外因和内因。其外因是细菌的数量太多或毒力太大，身体各处（尤其是前列腺附近）的感染病灶，如皮肤软组织感染、急性化脓性扁桃体炎、急性呼吸道感染、急性尿路感染、急性肠炎等，如不及时治疗或治疗不当，这些病灶里的细菌就会大量繁殖，这些细菌一旦突破人体的防御，就会通过血液循环、淋巴途径或直接蔓延扩展至前列腺部位，引起前列腺的急性炎症。发生急性前列腺炎的内因则是机体（包括前列腺）的抵抗力下降，如果机体的抵抗力正常，细菌或其他病原微生物就难以入侵机体而致病，只有在机体防御机能减退的情况下，细菌等病原微生物才会乘虚而入，导致疾病的发生。造成机体及前列腺局部抵抗力降低的常见原因有慢性疾病引起的体质虚弱以及感受寒湿、酗酒、劳累过度、性生活过频、会阴及前列腺局部的损伤等。在诸多因素引起机体抵抗力下降的情况下，加之细菌或其他病原微生物的侵袭，内外因共同作用，前列腺才会发生急性炎症。

# 18 什么是急性细菌性前列腺炎？

**咨询：** 我今年 33 岁，最近总感觉会阴及小腹部胀痛，尿频、尿急、尿痛，尿道灼热，今天到医院就诊，经检查诊断为前列腺炎，就诊时无意中听说还有急性细菌性前列腺炎，想了解一下。麻烦您给我讲一讲，**什么是急性细菌性前列腺炎？**

**解答：** 急性细菌性前列腺炎是指由细菌引起的前列腺急性炎症。急性细菌性前列腺炎多发于 20~40 岁的青壮年，老年人少见，其发病率较低，主要由化脓性细菌引起。患者发病前往往有大量饮酒、服辛辣饮食或疲劳史，有明显的尿道感染及全身症状和体征，属突发性、发热性、自限性疾病，处理不及时或不当可以继发败血症、肾盂肾炎、附睾炎和前列腺脓肿等，也可迁延成慢性细菌性前列腺炎。急性细菌性前列腺炎临床表现为起病较急，寒战高热，神疲乏力，肌肉及关节痛，会阴及直肠内有沉重感，可有耻骨上、阴茎及腰骶部放射痛，如为尿道感染所引起则尿频、尿急、尿痛的症状较明显。

引起急性细菌性前列腺炎的生物体多是那些常见于尿道感染的病原休，包括革兰阴性肠无芽孢杆菌、铜绿假单胞菌，还有革兰阳性葡萄球菌等，偶尔其他微生物如沙门氏菌属也可引起急性细菌性前列腺炎。急性细菌性前列腺炎多为尿路上行感染所致，如经尿道器械操作、慢性前列腺炎按摩间隔时间过短或用力不当引起，也可由血行感染或由急性膀胱炎、睾丸炎细菌播散引起。急性细菌性前列腺炎的病理过程通常有三个阶段，首先是充血期，炎症主要侵及后尿道、前列腺管及其周围组织，表现为轻度充血、水肿，腺泡及其周围间质有炎性细菌浸润；其次是小泡期，病变组织充血、水肿加重，整个腺体加大，前列腺小管膨胀甚至形成许多小的脓肿，有大量的淋巴和多核细胞浸润；实质期时微小脓肿可逐渐增大，侵入更多的实质及其周围，腺泡坏死破裂，形成多个小脓肿，如果没能及时正确地治疗，致使病情进一步发展，则实质性炎症可逐渐融合或增大而形成前列腺脓肿。

# 19 急性前列腺炎的临床表现有哪些？

**咨询：**我今年 32 岁，最近几天总感觉会阴、小腹部胀痛，尿频、尿急、尿痛，今天到中医院就诊，经检查诊断为急性前列腺炎，正在服药治疗。听说急性前列腺炎的症状表现是多种多样的，我想了解一下，请问**急性前列腺炎的临床表现有哪些？**

**解答：**急性前列腺炎的临床表现根据不同的病理类型和不同的感染途径而不尽一样，不过均表现为发病常比较突然，且常有比较明显的全身症状和局部症状。

急性前列腺炎比较常见的全身症状有发热或者高热，怕冷或者寒战，精神萎靡不振，周身乏力，关节酸痛，恶心或呕吐，食欲减退，严重的还会出现全身感染（败血症）或虚脱，由于在发病的初期全身症状就十分显著，有时会由此而掩盖局部的不适症状。急性前列腺炎的主要局部表现为会阴部或耻骨上区域有重压或疼痛感，久坐或排便时加重，且向腰部、腹股沟及大腿根部等处放射；出现尿路刺激征（尿频、尿急、尿道灼热疼痛），排尿滴沥不尽或有脓性分泌物，如膀胱"出口处"水肿明显，可压迫尿道导致排尿不畅，使尿流变细或排尿中断，严重时排不出尿液（急性尿潴留）；直肠与肛门周围胀痛，大便急迫或排便疼痛，大便时尿道流出白色或脓性分泌物；性欲减退，性交疼痛，出现阳痿或血精，患者对性生活望而生畏。

得了急性前列腺炎后，患者常会出现上述不适。当然，在临床中并非所有的急性前列腺炎患者都会出现如此典型的表现，在怀疑有急性前列腺炎时，要尽快去医院就诊，以便及早做出正确的诊断和有效的处理。

# 20 如何正确诊断急性前列腺炎？

**咨询：** 我今年34岁，最近几天总感觉会阴部胀痛，肛门坠胀，尿频、尿急、尿痛，今天到医院就诊，经检查血常规、尿常规、彩超等，诊断为急性前列腺炎，正在服药治疗。听说诊断急性前列腺炎是有依据的，请问如何正确诊断急性前列腺炎？

**解答：** 为了正确诊断急性前列腺炎，避免出现误诊误治，在确立急性前列腺炎的诊断时，必须掌握急性前列腺炎的诊断要点。急性前列腺炎的诊断主要依据症状、体征和辅助检查，并注意与急性膀胱炎、慢性前列腺炎等疾病相鉴别。

（1）症状：一般突然发病，发热恶寒，会阴部胀痛，肛门坠胀，小腹隐痛，疼痛向腰骶部及大腿根部放射。合并尿路感染时具有明显尿路刺激症状，可出现尿频、尿急、尿痛及终末血尿，并可出现尿道口溢液。

（2）体征：直肠指检可扪及肿大的前列腺，有明显压痛，形成脓肿时有波动感（忌做前列腺按摩，以防感染扩散），前列腺液明显不正常，为稠厚性分泌物。

（3）辅助检查：血常规检查可见白细胞及中性粒细胞明显增多；尿常规检查可见到白细胞、蛋白或有红细胞；尿三杯试验第一杯有碎屑和脓细胞，第二杯尿液清晰，而第三杯尿液浑浊，有碎屑和上皮细胞，红细胞和白细胞明显增多；尿液细菌培养加药物敏感试验可以发现致病的微生物和敏感抗生素；B超检查显示前列腺增大，光点增粗，若已形成脓肿则可探及脓腔的大小。

（4）鉴别诊断：在确立急性前列腺炎的诊断时，应注意与急性膀胱炎、慢性前列腺炎等疾病相鉴别。急性膀胱炎以尿频、尿急、尿痛、小腹胀痛甚至血尿为主要症状，伴恶寒发热，头身疼痛等，但无会阴疼痛，前列腺不肿大、无压痛，尿常规检查有大量白细胞甚至有脓细胞；慢性前列腺炎以小腹、会阴、睾丸、腰骶等部位胀痛不适为主要症状，可有轻微尿频、尿痛、尿道灼热，可有尿道口白色分泌物溢出，肛门指诊前列腺不大或稍大，轻压痛，前列腺液常规检查卵磷脂小体减少，白细胞＞10/ 高倍视野。

# 21 如何区分急性前列腺炎与急性肾盂肾炎？

**咨询：** 我今年 35 岁，最近几天总感觉会阴部胀痛，尿频、尿急、尿痛，到药店拿药，药师怀疑是急性前列腺炎，因为急性前列腺炎与急性肾盂肾炎症状表现上有诸多相似之处，建议到医院进一步检查，我要问的是：如何区分急性前列腺炎与急性肾盂肾炎？

**解答：**急性前列腺炎除与急性膀胱炎、慢性前列腺炎的临床表现有诸多相似之处外，急性前列腺炎与急性肾盂肾炎的临床症状也很相似。

急性前列腺炎与急性肾盂肾炎都表现有发热、寒战以及腰痛、尿频、尿急、尿痛等症状，血常规检查均有白细胞总数明显升高，尿常规检查白细胞也都增多，应注意其区别。急性前列腺炎与急性肾盂肾炎的区别主要有以下几点。

（1）急性肾盂肾炎多见于女性，男性极少见，这是因为女性尿道短，细菌很容易通过逆行感染至上尿路，而男性的尿道较长，逆行感染的机会极少，且男性的前列腺分泌液中有防御外来感染的抗菌物质，由于不断地分泌至尿道，使尿道处于无菌状态。

（2）急性前列腺炎与急性肾盂肾炎虽然都有腰痛，但急性肾盂肾炎导致的腰痛多为一侧肾区，且叩击痛明显，而急性前列腺炎引起的腰痛多为腰骶部中央，肾区无叩击痛。

（3）急性前列腺炎患者前列腺液中可见大量脓细胞，而急性肾盂肾炎患者主要为尿液性质的改变。

# 22 慢性细菌性前列腺炎是怎样发生的?

**咨询:** 我最近总感觉会阴部胀痛不适,尿频、尿道灼热,经检查诊断为慢性细菌性前列腺炎,曾服用过中药、西药,效果都不太好,听说慢性细菌性前列腺炎会引发男性反复尿道感染,而且难以治愈,请问慢性细菌性前列腺炎是怎样发生的?

**解答:** 在细菌感染性前列腺炎中,除急性细菌性前列腺炎外,慢性细菌性前列腺炎是细菌感染性前列腺炎的又一类型,并且是男性常见的难以治愈的反复尿道感染的原因之一。慢性细菌性前列腺炎与急性前列腺的发病机制全然不同,尽管慢性细菌性前列腺炎可由急性细菌性前列腺炎治疗不彻底发展而来,但多数慢性细菌性前列腺炎患者并没有急性细菌性前列腺炎的病史。

慢性细菌性前列腺炎的致病菌多与急性细菌性前列腺炎相同,但亦有杆菌与球菌的混合感染,或特异性感染与非特异性感染并存。其感染途径主要有以下三种,一是身体其他部位感染灶的血行播散,一般认为95%的细菌性前列腺炎有牙齿、扁桃体等原发感染病灶;二是尿路感染的直接蔓延,可以继发于尿道炎、膀胱炎、肾盂肾炎;三是肠道感染、尿道器械检查、痔疮手术等的淋巴扩散。此外,前列腺结石常伴有慢性炎症,亦有可能是重要的感染源之一。凡经常饮酒、性交中断、会阴损伤等因素，都可造成前列腺充血，为细菌的入侵和繁殖创造条件。尿道狭窄、前列腺增生等也是前列腺感染的诱发因素。

　　慢性细菌性前列腺炎的组织学表现是非特异性的，其炎症反应常较急性细菌性前列腺炎局限和不明显。较突出的是腺泡内及周围有不同程度的浆细胞和巨噬细胞浸润，以及区域性淋巴细胞聚集。受累前列腺质地变硬，而有纤维化现象；纤维变性重者，腺体可萎缩，且可延及后尿道，使膀胱颈纤维化。部分患者因腺管被脓性分泌物及脱落的上皮细胞阻塞，引流不畅，小泡扩张，直肠指检可触及肿大而呈现柔软感的腺体。

# 23 引发慢性非细菌性前列腺炎的原因有哪些？

**咨询：** 我患慢性非细菌性前列腺炎已有一段时间，正在服用中药治疗，自从患病以后，我特别关注有关慢性非细菌性前列腺炎防治方面的知识，听说引发慢性非细菌性前列腺炎的原因有很多，我想了解一下，请问引发慢性非细菌性前列腺炎的原因有哪些？

**解答：** 慢性非细菌性前列腺炎是一种不明原因的炎症状态，是各类型前列腺炎中最常见的类型。慢性非细菌性前列腺炎不是由不明原因病原体引起的感染性疾病，而是前列腺的一种非感染性炎症，部分患者自身免疫是一个病因。前列腺非感染性炎症可能与前列腺正常生理功能受到干扰有关。引发慢性非细菌性前列腺炎的原因是多种多样的，归纳起来主要有以下几个方面。

（1）前列腺腺体内有丰富的 α - 肾上腺受体，受凉时能引起交感神经活动增强，从而使尿道内压增加，妨碍前列腺液排泄，是前列腺内尿液逆流的诱因之一。

（2）不适当饮酒，或患者对某些含香料食品或饮料过敏，或过食刺激性食物，或久坐、长途骑车、骑马等诱发前列腺慢性充血。

（3）性冲动达到高潮后盆腔充血在 15~30 分钟内消退，若性冲动未达到高潮，盆腔充血消退时间可延长至 1/2~1 天。因此经常反复无高潮性冲动、性交中断等，均可引起前列腺慢性充血。

（4）前列腺周围区腺管与尿道成直角，忍精不泄可引起精液逆流进入前列腺，又无自然引流条件；某些不正确的避孕方法，如反复使用压迫会阴避孕法即是引起非感染性前列腺炎的原因之一。

（5）应急反应是前列腺非感染性炎症的又一原因。动物实验证明，全部受标准应急性刺激的小鼠前列腺中见到的炎性病理改变和大量炎性细菌，与人类男性前列腺炎病理改变一致。

（6）紧张、焦虑等不良心理因素在慢性非细菌性前列腺炎的发病中亦占有重要作用。前列腺组织中分布有自主神经，当自主神经系统受"紧张"刺激时，腺体分泌量增加，肌肉收缩增强，患者可表现为不适与尿频，当不适感觉达到一定的程度时，便产生疼痛感觉。许多慢性前列腺炎患者常常表现出烦恼、焦虑、恐惧、愤怒等不良情绪，就是这个道理。

# 24 骑车、久坐为什么会引起慢性前列腺炎？

**咨询：** 我每天坚持骑自行车上下班，前天查出患有慢性前列腺炎。我的同事任某，和我一样长期骑自行车上下班，也患有慢性前列腺炎。听医生说骑车、久坐都会引起慢性前列腺炎。请问骑车、久坐为什么会引起慢性前列腺炎？

**解答：** 在引发慢性前列腺炎的众多原因中，骑车和久坐也是重要原因之一。我们在长期的临床工作中观察到，经常骑车及从事久坐职业（如编辑、打字员、作家等）的中青年男子，患慢性前列腺炎的比例远较不常骑车和不久坐的中青年男子为高。

经常骑车和久坐之所以会引起慢性前列腺炎，是因为经常骑车或久坐均可造成会阴部及前列腺局部的血液循环发生障碍，从而使前列腺充血瘀血，代谢产物淤积，前列腺腺管阻塞，分泌物排泄不畅，最终导致慢性前列腺炎的发生。一旦促发慢性前列腺炎，患者可出现会阴部酸胀不适，或隐痛、胀痛，排尿不畅或尿道涩痛，腰骶部酸胀疼痛等症状。如果已经患有慢性前列腺炎，则骑车过多或久坐会使原有的症状加重。因此，在日常生活中应尽量避免骑车过多、过久或久坐，需经常骑车或从事久坐职业者，应注意做到以下几点：①一般经常性的骑车每次时间应控制在 30 分钟以内，若路途较远可在骑车过程中适当下车休息片刻，或做一些其他活动后再骑；②将车座的角度进行适当调整，车座上可加一些软垫，这样可减轻前列腺受压所致的充血瘀血；③从事久坐职业者尽量不要长时间端坐不动，应在中间适当休息和活动，并经常变换体位，这对减轻局部充血，减少或避免慢性前列腺炎的发生也大有帮助。

为了您的健康，为了预防和减少慢性前列腺炎的发生，建议您尽量避免或减少长时间骑车和久坐。

# 25 慢性前列腺炎有哪些临床表现？

**咨询：**我今年 46 岁，最近一段时间总感觉会阴部胀痛不适，尿频、尿道灼热、尿道口"滴白"，今天到中医院就诊，经检查诊断为慢性前列腺炎，听说慢性前列腺炎的临床表现是复杂多样的，请问慢性前列腺炎有哪些临床表现？

**解答：**慢性前列腺炎的临床表现确实是复杂多样的，如果不加以注意，不但患者自己会忽视或"病急乱投医"，就是医生也会发生误诊或漏诊的情况。将慢性前列腺炎所表现出的纷繁复杂的症状归纳起来，主要有以下几个方面。

（1）会阴、肛门周围和阴囊、腹股沟、小腹等部位的坠胀或疼痛感，有的患者还会有腰骶部酸痛，甚至难受不堪，坐立不安，一般以晨间较为明显，这是由于持续的慢性炎症刺激引起神经反射所致。

（2）尿路刺激症状，如尿频、尿急、尿痛等，严重者可有尿道的灼热感和排尿困难，这主要是由于膀胱颈部和后尿道受到炎症刺激所致。

（3）尿道口"滴白"（有白色分泌物滴出或溢出），大部分患者在早晨起来时经常能发现尿道口有稀薄分泌物或有白色的液体从尿道口滴出，这是因为前列腺发生炎症时，分泌物增多所致，尿道口"滴白"是慢性前列腺炎的强烈"信号"。

（4）有些慢性前列腺炎患者常常以性功能障碍如性欲亢进、性欲减退、阳痿、早泄、不射精、射精疼痛、血精和不育等为突出表现，部分患者还会有头晕眼花、神疲乏力、注意力不集中、失眠健忘等症状。

了解以上慢性前列腺炎常见的临床症状，就可以在日常生活中不放过任何蛛丝马迹，一旦发现问题及早就诊，以便得到及时正确的治疗。

# 26 患慢性前列腺炎后为什么会出现血精？

**咨询：**我的邻居刘某，患有慢性前列腺炎，他说过性生活时常出现血精。我最近不仅总感觉会阴部胀痛不适，过性生活时也常出现血精，经检查诊断为慢性前列腺炎，听说患慢性前列腺炎后就会出现血精，我要问的是：**患慢性前列腺炎后为什么会出现血精？**

**解答：** 正常的精液为乳白色或乳黄色，如排出的精液为粉红色、红色或棕红色，或带有血丝，称之为"血精"。引起血精的主要原因是前列腺和精囊的炎症，那么前列腺有炎症时为什么会出现血精呢？这是因为前列腺所分泌的液体是组成精液的重要成分，如果这部分前列腺液中含有血液，势必会使精液中带血而成血精。患慢性前列腺炎后有一部分患者会出现血精，慢性前列腺炎患者之所以会出现血精，与以下情况有关。

（1）在慢性前列腺炎时，由于前列腺内制造前列腺液的腺体组织以及排泄前列腺液的管道广泛充血，严重的充血可以致使血液从细小的毛细血管中向外渗出，进入前列腺液中。

（2）如果慢性前列腺炎患者的性欲旺盛，房事频繁，在射精的瞬间，整个输精通道会出现强烈的收缩，并随即松弛，这种压力的急剧增减变化可引起前列腺内部毛细血管渗透压增高，甚至造成毛细血管破裂，从而使血液渗入前列腺液。

（3）患慢性前列腺炎时，前列腺液分泌增多，这些前列腺液除一部分从尿道流出外，大部分淤积在前列腺内，房事时这些前列腺液顿时排出，也会使前列腺内部的压力突然下降，造成毛细血管破裂而引起出血。

（4）前列腺处在慢性炎症的情况下，其分泌的前列腺液成分也会发生某些改变，这也可能会影响到前列腺局部的凝血功能而导致前列腺液中带血。

总之，慢性前列腺炎是引起血精的常见原因，而且往往与患者房事过频或动作粗暴等有直接的关系。为此，我们提醒前列腺患者要节制房事，以防止或减少血精的发生。

# 27 慢性前列腺炎为什么会引起性功能减退？

**咨询：** 我患慢性前列腺炎已有一段时间，让人苦恼的是还出现了性功能减退，我同学崔某，患有慢性前列腺炎，他也有性功能减退，听说慢性前列腺炎就会引起性功能减退。麻烦您给我讲一讲，**慢性前列腺炎为什么会引起性功能减退？**

**解答：** 在临床中经常碰到这样的情况，一些慢性前列腺炎患者诉说自己的性功能减退了，也有部分患者因性功能减退而来就诊，结果发现患有慢性前列腺炎。毫无疑问，慢性前列腺炎与男性性功能减退有一定的内在联系。把慢性前列腺炎引起性功能减退的原因归纳起来，主要有以下两个方面。

（1）精神心理因素：有些慢性前列腺炎患者得病后精神过于紧张，背上了沉重的思想包袱，或者情绪消沉、心情抑郁，严重的表现为神经衰弱，这样可抑制性的兴奋性而使性功能减退。

（2）疾病本身的影响：慢性前列腺炎患者早期可能会有性功能亢进的表现，如性欲旺盛、阴茎异常勃起等，此时如不加以节制，则可使控制性活动的神经过于疲劳，物极必反，最终将使性兴奋转入抑制，导致性功能低下。随着病程的迁延，前列腺及精囊内的炎症充血水肿逐渐加重，性敏感度也有些提高，从而出现性交时间缩短、射精动作加快或性欣快感不足，严重时稍有冲动就会产生射精，即出现通常所说的早泄。慢性前列腺炎迁延不愈，久而久之，可使前列腺组织纤维化，血管及腺管闭塞，内外分泌功能将受到严重影响，这样就很容易发生阴茎勃起障碍，即阴茎勃起无力或勃起不坚，或不能插入阴道，而成为阳痿。一旦发生这种情况，往往会给患者及家庭生活带来阴影。

要预防和减少慢性前列腺炎引发的性功能减退，首先要积极治疗慢性前列腺炎，争取使之早日康复，其次必须消除不必要的心理压力和思想负担，始终保持乐观向上的心态和良好的情绪。

## 28 慢性前列腺炎患者的尿道口为什么会"滴白"？

**咨询：**我患有慢性前列腺炎，不仅会阴部胀痛不适，尿道口还时常"滴白"，我们单位的朱主任，患有慢性前列腺炎，他也有尿道口"滴白"，听说大部分慢性前列腺炎患者会出现尿道口"滴白"，请问慢性前列腺炎患者的尿道口为什么会"滴白"？

**解答：**在慢性前列腺炎患者中，无论是慢性细菌性前列腺炎还是慢性非细菌性前列腺炎，大部分患者会出现尿道口"滴白"的现象，尤其是患慢性前列腺炎时间还不太长的患者，这种现象更加明显。患者常常在早晨起床后小便时发现尿道口有稀薄的分泌物或较稠厚的白色黏液，也有的患者在大便时及排尿的终末可见尿道口有白色液体滴出，还有的患者经常发现自己的内裤上有白色的斑迹。发现这些现象后，有的患者就会产生紧张或恐惧的心理，或者背上沉重的思想包袱，认为这是"漏精""失精""遗精"的表现，会损害自己的身体，导致身体虚弱，甚至会影响性功能和生育等，有的则由于羞于启齿不敢去医院诊治而偷偷地去寻求所谓"灵丹妙药"，结果不仅延误了病情，还造成了更大的精神压力，带来了不必要的经济损失。

其实慢性前列腺炎患者的尿道口"滴白"并不可怕，尿道口"滴白"现象只不过是慢性前列腺炎诸多症状中的一种常见症状，它是由于前列腺局部炎症导致其分泌物增多引起的。俗话说"满则溢"，前列腺分泌物增多后，必然要排出体外，如不通过适当的途径排泄而淤积在前列腺内，这既不利于前列腺炎症的消除，对患者自觉症状的改善也没有任何好处。在治疗慢性前列腺炎的众多方法中，前列腺按摩是较常用且行之有效方法，这一简单有效的方法就是通过疏通前列腺局部的引流，促使炎性分泌物排出而获得治疗效果的。

# 29 如何正确诊断慢性前列腺炎？

**咨询：** 我今年41岁，最近总感觉会阴部胀痛不适，尿频、尿道灼热，尿道口"滴白"，家人说是慢性前列腺炎，吃了几天中成药，效果并不太好，今天到医院就诊，医生说诊断慢性前列腺炎是有标准的，请问如何正确诊断慢性前列腺炎？

**解答：** 慢性前列腺炎的临床表现复杂多样，缺乏特异性，诊断慢性前列腺炎不能单靠患者的自觉症状，必须依靠病史、症状、体征以及辅助检查进行综合分析，才能做出正确的诊断。对反复发作者，还需要做膀胱尿道造影、静脉肾盂造影、内镜检查、膀胱测压等，以进一步了解其他部位是否存在病变。

（1）既往病史：患者常有尿道炎、尿道梗阻、尿路感染以及急性前列腺炎等病史。

（2）症状体征：凡有尿急、尿频、尿痛等尿路刺激症状，睾丸及腹股沟、腰骶、会阴部疼痛酸胀不适，查体无其他异常者，均应考虑到慢性前列腺炎的存在。

（3）肛门指诊：慢性前列腺炎患者的前列腺多有轻度增大，表面软硬不均，有轻压痛。有的患者前列腺表面可触及硬结样凸起，但并不坚硬，这是纤维化的一种表现，中央沟存在。

（4）实验检查：前列腺液常规检查、前列腺液培养、尿液检查等有助于诊断。

（5）其他检查：必要时可行尿道镜检查。尿道镜检查尿道呈慢性炎性改变，精阜隆起，前列腺腺管流脓。也可行尿流率测定及膀胱尿道造影，都有一定的筛查意义。

（6）鉴别诊断：为了正确诊断慢性前列腺炎，临证时应注意与前列腺脓肿、前列腺结石、前列腺结核以及前列腺癌等疾病相鉴别。

# 30 慢性前列腺炎应注意与哪些疾病相鉴别？

**咨询：**我最近总感觉会阴部胀痛，尿频、尿道灼热，昨天到医院就诊，医生怀疑是慢性前列腺炎，建议进一步检查，听说除了慢性前列腺炎外，前列腺脓肿、前列腺癌等也会出现上述症状，临床中应注意鉴别，请问<u>慢性前列腺炎应注意与哪些疾病相鉴别？</u>

**解答：**慢性前列腺炎根据病史、症状、直肠指诊、前列腺液检查等，一般诊断并不困难，但对症状复杂、体征不典型者，容易与前列腺脓肿、前列腺结石、前列腺结核、前列腺癌等疾病相混淆，造成误诊误治，因此应注意鉴别。

（1）前列腺脓肿：大多数为急性细菌性前列腺炎的并发症，半数患者有急性尿潴留、尿频、排尿困难、尿道流脓，有的伴有附睾炎。直肠指诊前列腺病侧增大，触之软，有波动感。偶尔前列腺脓肿可自然向尿道破溃，也可向直肠破溃，被误诊为直肠周围脓肿，超声波、CT 等影像学检查有助于鉴别。

（2）前列腺结石：前列腺结石患者可表现有慢性前列腺炎的症状，但直肠指诊检查可扪及前列腺有结石摩擦感，骨盆 X 线检查在耻骨联合区一侧有阳性结石影，超声波检查可在前列腺结石部位出现强光带，并有声影，CT、磁共振等检查有其特异性，区别并不困难。

（3）前列腺结核：前列腺结核的症状与慢性前列腺炎有诸多相似之处，但常有泌尿系结核或其他部位结核病灶的病史，直肠指诊检查前列腺呈不规则结节状，附睾肿大变硬，输精管有串珠状硬结，前列腺结核杆菌直接涂片或 PCR 检查有结核杆菌，超声波、CT、磁共振检查能帮助鉴别。

（4）前列腺癌：前列腺癌晚期可出现尿频、尿痛、排尿困难等症状，但患者常有消瘦、乏力、贫血、食欲不振等明显的全身症状，直肠指诊前列腺有坚硬如石的肿块，表面高低不平，血清前列腺特异抗原及前列腺酸性磷酸酶增高，超声波、CT、磁共振检查能帮助鉴别，活体组织检查可进一步证实。

# 31 怎样预防慢性前列腺炎？

**咨询：**我朋友刘某，患慢性前列腺炎，不仅会阴部胀痛不适，还尿频、尿道灼热，尿道口"滴白"，服用过中药、西药，效果都不太好。我也担心会患上慢性前列腺炎，准备采取一些预防措施，但还不清楚怎样预防。请问<u>怎样预防慢性前列腺炎</u>？

**解答：** 慢性前列腺炎具有病程长、症状多、难治愈、易复发等特点，严重影响人们的健康和正常生活，采取积极有效的措施进行预防显得尤为重要。预防慢性前列腺炎应从以下几个方面入手。

（1）保持规律化的生活起居，养成良好的个人卫生习惯，保持健康的心态和良好的情绪，积极参加体育锻炼，做到劳逸结合，增强机体抗病能力。

（2）及时治疗急性扁桃体炎、疖疮、疖肿以及急性前列腺炎、急性精囊炎、急性肠炎、尿道炎等感染性疾病，防止引发或者演变为慢性前列腺炎。

（3）少食辛辣肥腻之食物，少饮酒或戒除饮酒，多饮水、不憋尿，注意防寒保暖，避免久居寒冷潮湿之地，不宜久坐或长时间骑自行车、开车等。

（4）性生活要适度，切忌纵欲无度、性交中断及频繁手淫，注意包括夫妻双方在内的性生活卫生，以预防前列腺过度充血及生殖器官感染。

（5）一旦罹患慢性前列腺炎，应及时进行正确的治疗，争取尽快治愈，防止病情演变和出现并发症，已经治愈的慢性前列腺炎患者更应注意防止复发。

## 32 什么是前列腺增生？

**咨询：** 我今年 65 岁，已退休，近半年来总感觉尿频、夜间尤为明显，排尿困难，尿末滴沥，昨天到医院就诊，经检查诊断为前列腺增生，正在服药治疗。我听说过前列腺增生，至于什么是前列腺增生就不太清楚了。请问什么是前列腺增生？

**解答：** 男性出生后前列腺生长很慢，进入青春期后生长加快，至中年体积保持恒定，大约 4 厘米 ×3 厘米 ×2 厘米大小。以后表现出两种趋势，一部分人趋于萎缩，腺体逐渐减小，另一部分人趋于增生，腺体逐渐增大。当增生的前列腺达到一定程度，压迫了尿道，引起排尿困难等一系列症状时，在医学上就称为前列腺增生。

前列腺增生亦称良性前列腺增生、前列腺肥大，是老年男性泌尿生殖系统的常见病，其发病率随着年龄的增加而递增。前列腺增生很少在 50 岁以前出现症状，有症状者主要表现为下尿路梗阻，且常因感染而加重，临床特点是排尿困难，小便频数，甚或尿闭。引发前列腺增生的病因至今不太明了，通常认为前列腺增生的发生主要与激素失调、饮食因素、5α - 还原酶的作用以及慢性前列腺炎、前列腺结石等局部因素的影响有关。

实际上，几乎所有的男性最终都会发生前列腺增生，但每个人所受到的影响却大不一样，有些人前列腺非常大却没有一点症状，可是也有的人即使是一点点的增大都能引起尿潴留，甚而还有可能导致肾病。近年来，随着我国人均寿命的延长，人口老龄化的加剧，前列腺增生的发病人数有不断增加之势，前列腺增生的诊断与治疗已成为我国老年医学研究的一个重要课题。

## 33 为什么前列腺增生多见于老年人？

**咨询：**我今年68岁，患前列腺增生已有一段时间，正在服药治疗。我朋友宋某、同学周某，都是近70岁的老人，同样也患有前列腺增生，似乎前列腺增生多见于老年人，问了几位朋友，也都有相似的看法。请问为什么前列腺增生多见于老年人？

**解答：**前列腺增生是老年男性泌尿生殖系统的常见病、多发病，那么，为什么前列腺增生多见于老年人呢？尽管国内外已有很多学者对此进行了研究，但至今尚未完全阐明其确切的原因。目前，比较公认的观点是，随着年龄的增长，睾丸功能逐渐减退，睾丸本身也逐步萎缩，于是体内性激素代谢发生异常，从而导致前列腺的增生。

从临床实际来看，前列腺增生很少发生在年轻人身上，而没有睾丸的男性就根本不会发生前列腺增生。我国著名泌尿外科专家吴阶平教授在20世纪60年代曾对26名在10~26岁间切除睾丸的患者进行调查，结果发现其中21人的前列腺完全不能触及，2人的前列腺呈黄豆大小，另外3人的前列腺也仅成 1.5~2 厘米的薄片。有人用狗来做实验，给狗应用雄性激素，结果使狗的前列腺发生增生肥大，而再将这些狗的睾丸切除，则增生的前列腺就会逐渐缩小（萎缩）。这些例子充分说明，男性睾丸与前列腺增生有着内在的密切联系，这些联系的基础是男性睾丸内分泌激素的有无或多少。需要说明的是，围绕着性激素代谢异常的问题，目前医学界仍有较多的争论。有些学者认为是睾酮产量下降造成的，前列腺的内分泌功能是整个内分泌的一部分，前列腺的发育和生理状态的维持，都依赖于体内有无足够的雄性激素，男性在 50~70 岁时，血浆中雄激素含量降低，雌激素含量增加，从而诱发体内生成一种"前列腺增生因子"，使前列腺组织及纤维肌肉组织逐渐增生。有些学者则认为是男性体内雄激素与雌激素之间的平衡失调所致。比较新的观点是，老年人体内雄激素代谢紊乱后，一种原先前列腺内并不太多的双氢睾酮的数量会骤然增加，而这种过量的激素会刺激前列腺组织增生。

# 34 前列腺增生与慢性前列腺炎有何关系？

**咨询：**我今年 67 岁，患有前列腺增生，最近总感觉尿频、尿道灼热，尿末滴沥，今天到医院就诊，经检查医生说是前列腺增生伴发慢性前列腺炎，听说前列腺增生与慢性前列腺炎有一定关系，我想了解一下，请问<u>前列腺增生与慢性前列腺炎有何关系</u>？

**解答：** 经常有患者将前列腺增生与慢性前列腺炎混为一谈，认为前列腺增生与慢性前列腺炎是一种病，其实这种认识是错误的。实际上，前列腺增生与慢性前列腺炎是两种性质完全不同的疾病，病因、病理各异，从现代研究来看，二者并不存在必然联系。

前列腺增生是老年男性的常见病，虽然相关的发病机制研究颇多，但病因至今尚未完全阐明，前列腺增生与睾丸存在和年龄增长有很大的关系，睾丸存在说明有正常的男性激素的分泌，研究表明雄激素和雌激素的协同作用在前列腺增生过程中起重要作用。而慢性前列腺炎不会影响睾丸的分泌功能及激素的代谢过程，因此本病不会引起前列腺增生。确实有一些慢性前列腺炎患者又发生前列腺增生，这主要是因为慢性前列腺炎和前列腺增生都为男科的常见病，至今仍无任何研究表明慢性前列腺炎的患者比正常人更易患前列腺增生。

虽然前列腺炎是青壮年男性的常见病，前列腺增生是老年男性的常见病，但对于老年朋友而言，它们彼此之间可以同时存在。当老年人增生的前列腺对膀胱出口部造成明显梗阻后，膀胱不能将尿液完全排空，而出现残余尿，此时的膀胱已经处于失代偿状态。残余尿是引起细菌感染和繁殖的重要原因，加之膀胱黏膜的防御机制受到损害，故极其容易诱发尿路感染，也容易引发前列腺炎。所以，老年人前列腺增生与前列腺炎完全可以同时存在，老年男性如患有前列腺增生，也不要忽视前列腺炎的存在，若有不适，应及时到医院检查治疗。

# 35 前列腺增生有哪些临床表现？

**咨询：** 我今年 68 岁，已退休，近 3 个月来总感觉尿频、排尿困难，尿末滴沥，今天到中医院就诊，经检查诊断为前列腺增生。我知道前列腺增生这个病，至于前列腺增生有哪些临床表现就不太清楚了。麻烦您给我讲一讲，前列腺增生有哪些临床表现？

**解答：** 前列腺增生的临床表现在不同的发病时期、不同的患者不尽相同，主要有尿频、排尿困难、尿潴留等症状，以及直肠指诊可触及前列腺增大等体征。

（1）症状。一般在 50 岁以后出现症状，症状决定于梗阻的程度、病变发展的速度，以及是否合并感染和结石，而不是前列腺本身的增生程度，症状可以时轻时重。增生未引起梗阻或轻度梗阻时可全无症状，对健康亦无影响。前列腺增生的症状主要有尿频、排尿困难、尿潴留等。

尿频：尿频是前列腺增生患者最初出现的症状。早期因前列腺充血所引起，夜间较显著，夜间排尿 2~3 次不等。梗阻加重后，膀胱残余尿量增多，夜尿增多达 5~6 次，甚至昼夜都尿频，这是由于膀胱经常处于部分充盈状态，而使有效容量缩小所致。

排尿困难：进行性排尿困难是前列腺增生最重要的症状，发展很缓慢，有时被认为是老年人的自然现象而未引起注意。

初时尿线变细，尿末滴沥，有尿不尽感。因腺体增生，膀胱颈不规整，尿线呈分散状分叉，排尿乏力。梗阻严重，排尿愈费力，需加大腹压以助尿液排出。

尿潴留：初时因膀胱肌肉代偿性肥厚，排尿压力与尿道阻力平衡，膀胱尚能排空尿液，无残余尿。梗阻加重后，尿道压高于排尿压，膀胱逐渐失去代偿，不能排空尿液，出现残余尿。过多的残余尿可使膀胱失去收缩能力，逐渐发生尿潴留，并出现尿失禁。前列腺增生在任何阶段中都可发生急性尿潴留，多数因气候变化、饮酒、劳累等使前列腺充血、水肿所致。

其他症状：前列腺增生合并感染时，可有尿频、尿急、尿痛等膀胱刺激症状，有结石时更为明显，并可伴有血尿。因膀胱颈部腺体增生出现排尿困难，排尿时腹压加大可引起黏膜血管怒张，血管破裂，出现血尿。晚期可出现肾积水和肾功能不全。长期排尿困难导致腹压增高发生腹股沟疝、脱肛或内痔等，偶尔可掩盖前列腺增生的症状，造成诊断和治疗上的错误。

（2）体征：直肠指诊可触及增大的前列腺。正常前列腺大小如栗子，增大的前列腺一般表面光滑，无结节，边缘清晰，中等硬度而有弹性。前列腺增生时依其程度可分为Ⅰ～Ⅲ度。Ⅰ度，大如鸽蛋，突向直肠1~2厘米；Ⅱ度，大如鸡蛋，突向直肠2~3厘米；Ⅲ度，大如鸭蛋，甚至更大，突向直肠超过3厘米，中央沟消失甚或中央突出。有尿潴留时，腹部可触及膨胀的膀胱，或经叩诊有中央浊音区。

# 36 前列腺增生分几期？各有哪些临床表现？

**咨询：** 我今年67岁，最近一段时间总感觉尿频、排尿困难，尿末滴沥，今天到医院就诊，经检查诊断为前列腺增生。听说前列腺增生有不同的分期，其临床表现也不一样，我想进一步了解一下。请问前列腺增生分几期？各有哪些临床表现？

**解答：** 前列腺增生是一个长期渐进的疾病过程，确实有不同的分期，其临床表现也各不一样。根据前列腺增生病情发展和临床表现的不同，临床中通常将其分为Ⅰ期、Ⅱ期和Ⅲ期，下面是其临床表现。

Ⅰ期：也叫刺激期，主要表现为尿频，以夜尿频数为主，患者有轻度排尿困难及尿道、会阴部不适等尿路刺激症状，残余尿很少（50毫升以下），最大尿流率降低不明显。

Ⅱ期：也称残余尿发生期，排尿困难进一步加重，残余尿量增加（50~150毫升），排尿用力，最大尿流率明显降低，排尿时间显著延长，尿流图形呈多波型曲线。在这个时间，很多诱因（如劳累、遇寒冷、憋尿、饮酒、性交等）均可引起尿潴留的发生。由于残余尿的增加，诱发尿路感染的机会增多，故还常伴有排尿痛、尿频症状加重。

Ⅲ期：也叫膀胱扩张伴尿闭期，此期残余尿量可达150毫升以上，甚至数百毫升，膀胱扩张，膀胱功能处于失代偿状态，排尿困难更为严重。常可发生充溢性尿失禁、输尿管反流、排尿踌躇、细弱无力，有时需外力辅助排尿，严重者肾功能受损。严重的尿频可引起患者失眠，生活质量下降。尿路感染还可能进一步加重，并加快肾功能损害，甚至出现尿毒症而危及生命。此期的尿流图形大都为低平曲线。

前列腺增生的分期对制定其治疗方案有一定的意义。一般Ⅰ期的前列腺增生适于保守疗法，Ⅱ期的前列腺增生早期患者也可以试用保守疗法，保守治疗效果不佳或者病情进展的Ⅱ期患者，以及Ⅲ期的前列腺增生患者，应考虑手术治疗。

# 37 能否尽早发现前列腺增生？

**咨询：**我今年64岁，患前列腺增生已有一段时间，排尿次数增多、排尿困难的滋味实在让人难以忍受，我知道前列腺增生是老年男性泌尿生殖系统的一种常见病、多发病，及早发现、及时治疗十分重要。请问**能否尽早发现前列腺增生？**

**解答：**前列腺增生在发病的初期并没有明显的症状，待病情发展到一定阶段，不仅会给患者的工作、生活带来诸多不便，还会由于前列腺增生并发症的发生对患者的身体健康产生严重的不良影响。因此，早期发现前列腺增生，及时采取恰当的治疗措施，阻止病情进一步发展是一个十分重要的问题。要做到这一点，必须尽早发现前列腺增生。那么，能否尽早发现前列腺增生呢？回答是肯定的。

要尽早发现前列腺增生，首先要了解前列腺增生的有关"信号"。前列腺增生后，一般情况下最先出现的"信号"是排尿不正常，这与前列腺所处的特殊部位密切相关，其主要表现有排尿次数增多、排尿等待和不畅、排尿无力及尿线变细等。

（1）排尿的次数增多：进入中老年后，小便的次数逐渐比原来增多了，尤其是夜间小便更为明显，这是后尿道受到增大的前列腺压迫，膀胱内的尿液不能一次完全排尽之故。

（2）排尿等待和不畅：当感到有尿意并开始排尿时，尿液不能迅速排出，而需要等一会，尿液才能排出。

（3）排尿无力及尿线变细：年轻时排出的尿液有一股冲击力，尿线也较粗，尿流具有一定的速度和射程。前列腺增生后，排出尿液的尿流不能成为抛物线，射程也没有原来那么远，尿流变得很细，有时还会出现分叉现象。

除了上述这些早期常见的"信号"外，有些前列腺增生患者还会出现尿急、尿痛（合并尿路感染）、排尿突然中断（合并膀胱结石）、血尿（前列腺尿道黏膜血管破裂）和尿失禁（膀胱内积聚大量的尿液，压力逐渐增高所致）等表现。所以，在日常生活中，对中老年男性而言，一旦有上述"信号"出现时，就应毫不犹豫地到医院检查，以排除前列腺增生。若确立诊断，应及时采取恰当的措施进行治疗，千万不要等到前列腺增生发展到比较严重的程度或已经出现并发症时再去就诊，这样会耽误病情，延误有效的治疗。

# 38 前列腺增生患者为何会出现尿频和夜尿次数较多?

**咨询:** 我今年60岁,患有前列腺增生,主要表现是尿频、夜尿次数较多,我们科室的张师傅,患有前列腺增生,也有尿频和夜尿次数较多的情况,听说前列腺增生患者就会出现尿频和夜尿次数较多,请问前列腺增生患者为何会出现尿频和夜尿次数较多?

**解答:** 前列腺增生时,尽管病变不直接在膀胱,但也会出现尿频现象。这是由于前列腺增生会压迫穿过前列腺的尿道,从而阻塞尿流,造成排尿不畅与排尿困难,每次排尿都不能排尽膀胱里的尿液,不少仍留在膀胱里,称之为残余尿。残余尿会占去相当一部分膀胱容积,等于减少了膀胱容量,因此稍增加些尿液便会有尿意,也就发生了尿频。正常情况下每当膀胱里盛满400毫升尿液才有尿意,并排尿一次,而患前列腺增生后,每次排尿就不能将这400毫升尿液全部排干净,假如留有150毫升尿液,这样等于缩小了150毫升的膀胱容量,那么只要再积聚250毫升尿液就又变成400毫升,即产生尿意,这样就由原来积聚400毫升才排尿一次,变成仅积聚250毫升就需要排尿一次,排尿次数也就增加了。前列腺增生还会引起一些膀胱的病变,如膀胱憩室、膀胱结石等,尤其由于存在残余尿,这给细菌的生长繁殖创造了条件,所以很容易引起膀胱发炎，这些都会直接刺激膀胱壁，造成膀胱肌肉与神经调节功能失调，结果也会引起排尿次数增多。

　　排尿次数增多是前列腺增生的信号，白天与夜晚都很明显，但是相比之下，夜尿次数增多的现象更加显著一些，多数患者夜间起床排尿次数可达 2~4 次，更有甚者达 7~8 次。那么，为什么前列腺增生患者夜尿次数较多呢？管理人体内脏功能的自主神经系统包括交感神经与副交感神经，交感神经在白天容易兴奋，它会使心跳加快、支气管扩张、胃肠道和膀胱肌肉放松，相反，副交感神经在夜晚容易兴奋，它会使心跳减慢、支气管收缩、胃肠道和膀胱肌肉收缩，由此可见夜晚由于副交感神经的兴奋性提高，膀胱壁里边的平滑肌收缩功能加强，会促使排尿次数增加。白天人要参加工作和从事各项活动，不能安静下来，外界的干扰也多，主观感觉上对尿意刺激容易分散，相反夜晚人安静下来，外界各方面的干扰与刺激已很少或不存在，主观感觉上容易集中到对尿意的体验上，也就是说夜晚人体对尿意的敏感度比白天提高不少。此外夜晚平卧后，由于体位变化的缘故，膀胱里积聚的尿液对膀胱里感觉最敏感的膀胱三角区黏膜的刺激作用加强，也会诱发排尿次数增多，白天站立时这种刺激会缓解些，相对诱发尿频的机会少些。总之，不管白天或晚上，排尿次数增多是前列腺增生的重要报警信号，应该加以注意。

# 39 前列腺增生对老年人的危害有哪些?

**咨询：**我今年66岁，近来总感觉尿频、排尿困难，今天到医院就诊，经检查诊断为前列腺增生，听说前列腺增生是老年男性的常见病，若不及时治疗可引发多种并发症，对老年人身体健康造成严重危害。请问前列腺增生对老年人的危害有哪些?

**解答：**前列腺增生是老年男性的常见病，在发病初期并没有什么明显不适，待增生发展到一定程度，可引发多种并发症，对老年人的身体健康造成严重危害。将前列腺增生对老年人的危害归纳起来，主要有以下几个方面。

（1）肾脏损害甚至患尿毒症：这是由于增生的前列腺压迫尿道，膀胱需要用力收缩才能克服阻力将尿液排出体外。久而久之，膀胱肌肉会变得肥厚，如果膀胱的压力长期不能解除，残余在膀胱内的尿液逐步增加，膀胱肌肉就会缺血缺氧，变得没有张力，膀胱腔扩大。最后膀胱里的尿液会倒灌到输尿管、肾盂，引起肾积水，严重时并发尿毒症。

（2）罹患膀胱结石：在尿路通畅的情况下，膀胱里一般不会长出结石，即使有来自肾脏的微小结石从输尿管掉到膀胱里也能随尿液排出。患前列腺增生的老年人就不同了，由于尿路梗阻特别是有残余尿时，正常能排出的小结石此时便滞留在膀胱，同时残余尿的增加和合并的感染也会使尿液中的小晶粒在膀胱内停留过久，成为核心，形成结石。

（3）诱发老年人疝气、痔疮等：有的前列腺增生患者会出现排尿困难，需要用力和憋气才能排尿，由于经常用力，肠管就会从腹部薄弱的地方突出来，形成疝气。有时患者还会出现痔疮和下肢静脉曲张等。

（4）引起感染：俗话说"流水不腐"，前列腺增生患者往往有不同程度的尿潴留情况存在，膀胱内残余的尿液就好像一潭死水，细菌繁殖的机会大大增加，引起感染的情况随时都有可能发生。

（5）引起尿潴留和尿失禁：尿潴留可发生在前列腺增生的任何阶段，多由于气候变化、饮酒、劳累使前列腺突然充血、水肿所致。过多的残余尿滞留在膀胱内引起尿潴留，当膀胱过度膨胀时，尿液会不自觉地从尿道口溢出，这种尿液失禁现象称为"充盈性尿失禁"。

虽然只有腺体增生而无膀胱出口梗阻等下尿路症状的前列腺增生患者可以不做治疗，但对其危害切不可忽视，应该及时就医，以得到医生的指导，进行自我调理，必要时宜采取措施进行恰当的治疗，以预防其并发症的发生。

# *40* 怎样正确诊断前列腺增生？

**咨询：**我今年68岁，已经退休多年，最近一段时间总感觉尿频、夜间尤为明显，排尿困难，尿末滴沥，今天到医院就诊，经检查诊断为前列腺增生，正在服药治疗，听说诊断前列腺增生是有其依据的，我想了解一下。请问怎样正确诊断前列腺增生？

**解答：**的确，诊断前列腺增生是有其依据的。前列腺增生以排尿困难和尿频（特别是夜尿次数增多）为突出表现，是困扰老年男性的常见病、多发病。根据以下几点就能正确做出前列腺增生的诊断。

（1）通常发病于50岁以上的男性。

（2）临床以排尿困难和尿频（特别是夜尿次数增多）为突出表现，甚至呈进行性加重。

（3）直肠指诊检查为前列腺增生最简易和必须进行的检查方法，直肠指诊检查能扪及增大的前列腺及中央沟变浅或消失。

（4）实验室检查是前列腺增生较常用的辅助检查，并发尿路感染时尿中可发现白细胞、脓细胞或细菌，有时有红细胞。酚红试验、血清尿素氮和肌酐的检查用于检查肾功能是否受损及其受损的程度。

（5）B超检查是诊断前列腺增生的可靠依据，B超检查能较精确地测量前列腺的大小和突入膀胱内的情况，可分析内部组织结构，同时还可测定残余尿量，发现膀胱内肿瘤、结石或憩室等病变，为与其他疾病相鉴别提供依据。若有必要，还可进行彩超、CT、磁共振等影像学检查。

（6）尿流动力学检查可以判断下尿路梗阻是否存在及其程度，以便选择适宜的治疗方法。

（7）膀胱镜检查可以直观地看到膀胱内的情况，对明确前列腺增生也大有帮助。膀胱镜检查观察膀胱颈部，增生的颈部可变形，如两侧叶增生，颈部两侧受压而呈"八"字形，中叶增生时平坦的颈部后缘会明显隆起。

（8）为了正确诊断前列腺增生，临证时还应注意与前列腺癌、神经源性膀胱、膀胱颈硬化、尿道狭窄等相鉴别。

# 41 如何鉴别前列腺增生与前列腺癌？

**咨询：**我患有前列腺增生，正在服药治疗，我知道前列腺增生与前列腺癌都是老年男性易患的疾病，并且这两种疾病都会发生前列腺体积增大，都会压迫尿道造成排尿困难，有时容易混淆，所以应注意鉴别。请问如何鉴别前列腺增生与前列腺癌？

**解答：**确实像您所知道的那样，前列腺增生与前列腺癌都是老年男性易患的疾病，并且这两种疾病都会发生前列腺体积增大，都会压迫尿道造成排尿困难，有时容易混淆，所以应注意鉴别。鉴别前列腺增生与前列腺癌，应从以下几点入手。

（1）病程：前列腺增生发病缓慢，进展慢；前列腺癌出现症状后病程发展很快，不但排尿困难迅速加剧，还可能在短期内出现明显的消瘦、乏力、贫血等症状。

（2）转移：前列腺增生是一种良性疾病，不会转移；前列腺癌是一种恶性疾病，会发生骨骼、淋巴结、肺等处的转移，多表现为腰椎、骨盆及大腿骨等处的疼痛，或者腹股沟区的淋巴结肿大。

（3）直肠指诊：前列腺增生腺体可以很大，但表现光滑，质地较均匀，硬度适中，周围边界清楚；前列腺癌时前列腺呈现不规则增大，表面高低不平，质地坚硬如石，而且与周围粘连，边界不清。

（4）血清酸性磷酸酶检查：血清酸性磷酸酶检查前列腺增生患者不升高；前列腺癌患者尤其是发生骨转移的前列腺癌患者血清酸性磷酸酶显著升高。

（5）血清前列腺特异抗原检查：前列腺增生时血清前列腺特异抗原一般不升高，即使有些升高，其中游离前列腺特异抗原的比例较高，而复合前列腺特异抗原的比例低；前列腺癌时，血清前列腺特异抗原普遍升高，其中游离前列腺特异抗原的比例低，复合前列腺特异抗原的比例高。

（6）B超、CT、磁共振检查：B超、CT、磁共振检查能了解前列腺的形态、结构、大小等情况，区分是增生还是肿瘤，发现前列腺癌的转移灶，是鉴别前列腺增生与前列腺癌的重要手段。

（7）活组织检查：通过穿刺取前列腺组织进行病理检查，可以准确鉴别增生与癌症，但应注意取材的位置与方法。

# *42* 怎样预防前列腺增生?

**咨询：** 我在社区卫生服务中心工作，最近一段时间接诊的老年男性前列腺增生患者较多，有一些患者想了解前列腺增生的防治知识，我准备举办一次有关前列腺增生防治知识的讲座，以便把这些知识讲解给大家。麻烦您给我介绍一下，**怎样预防前列腺增生？**

**解答：** 您的想法不错，让广大群众了解一些前列腺增生的防治知识很有必要。前列腺增生是老年男性的常见病、多发病，前列腺增生给患者带来肉体和精神上的痛苦，严重影响着人们的工作和生活。采取行之有效的措施以预防、减少前列腺增生的发生，阻止、延缓前列腺增生的进一步发展，有着十分重要的现实意义。预防前列腺增生，应注意从以下几个方面入手。

（1）要保护好睾丸的功能：因为睾丸功能的衰退与前列腺增生的发生有着密不可分的关系，虽然随着年龄的增长，这种生理性的发展规律目前还无法回避，但是如果平时能避免睾丸受伤，及时彻底地治疗睾丸疾病，阴囊、睾丸部位尽量避免放射性物质接触或照射等，将有助于避免睾丸功能的衰退，从而达到预防前列腺增生发生的目的。

（2）积极治疗与前列腺增生发病有关的疾病：如慢性前列腺炎、尿道炎、膀胱炎等泌尿生殖系统的炎症，因为前列腺的慢性炎症迁延日久，势必会引起前列腺组织的纤维化和增生，而尿道炎、膀胱炎等疾病也常常会累及前列腺，如果不及时治疗，也必然影响前列腺而诱发前列腺增生。

（3）起居饮食要有规律：尽量少吃辛辣刺激之品，少饮酒或不饮酒；避免憋尿，晚饭后、夜间少喝水，注意保持大便通畅；平时要注意防寒保暖，气候转冷时特别是在冬春、秋冬换季之时要注意及时增减衣服，预防感冒，同时不宜久居潮湿之地；加强体育锻炼，增强体质，延缓衰老，可选用太极拳、八段锦、散步、慢跑等进行运动锻炼；同时要注意节制性生活，防止性生活过度，尤其是中年以后更应如此，戒除频繁手淫和性交中断等不良习惯。

防患于未然是最理想的愿望和目的，若前列腺增生已经发生，就应做到既病防变，宜采取恰当的措施积极进行治疗调养，以阻止或延缓病情进一步发展，预防或减少各种并发症的出现。

# 43 前列腺结石是怎样形成的？

**咨询：** 我今年55岁，平时并没有什么不舒服的感觉，自认为身体很好。最近单位健康体检彩超检查时，医生发现我有前列腺结石。我想了解一些有关前列腺结石防治方面的知识，以便采取相应的预防治疗措施。请问前列腺结石是怎样形成的？

**解答：** 前列腺结石是指发生在前列腺组织或腺泡内的结石。经B超、彩超检查证实，中年男性前列腺结石的发生率可达

75%，老年男性几乎为100%。由于前列腺结石一般不表现症状，常常很难被发现，多在检查前列腺及泌尿系其它疾病时被发现。需要注意的是，绝大多数前列腺结石均伴有前列腺增生或慢性前列腺炎，偶可有前列腺癌和结核病变。

前列腺结石的发病原因至今尚不完全清楚。一般认为，前列腺结石的形成与前列腺内尿液逆流有关，以下三种因素促发了结石的形成。其一，前列腺液中会有多种无机盐类物质，如钠、钾、钙、镁、碳酸氢盐，以及蛋白质、淀粉等，当淀粉和碳酸钙形成淀粉颗粒后，就可能与前列腺液中的胆固醇相混合，形成结石的核心，这时如果有一些无机盐类物质沉积在上面，就会逐渐形成前列腺结石；其二，前列腺的慢性炎症可以使腺泡扩张，排泄管狭窄，一些细菌、增生组织及小血块中的盐类物质，因前列腺液的郁积而保留在前列腺组织内，也会形成结石；其三，前列腺增生时，腺管内压力增加，腺管扩张，腺体内的分泌物瘀滞，使一些易于诱发结石的成分沉积于前列腺组织内，加速了结石的形成。

当前列腺结石较小时，前列腺的病理改变只表现为有圆形细胞浸润的慢性炎症，腺泡中充满脱落的上皮细胞和碎片，腺泡本身可无扩张；结石较大时，导管和腺泡扩张，周围的腔大小形态各异，内无上皮覆盖，在腺泡之间，可见到圆形细胞浸润和纤维化。结石易致前列腺排泄不畅而出现慢性前列腺炎，并可导致前列腺炎反复发作。前列腺结石的形成不仅要有一定的促发因素，还需要一段较长的时间，因此前列腺结石多发生于老年人，而且在原有慢性前列腺炎与前列腺增生的患者更容易发生。另外，还有部分患者具有"结石形成"的特殊体质，这类患者不仅在前列腺容易长结石，身体的其它脏器内也容易生长结石。

# 44 前列腺结石有怎样的临床表现？

**咨询：** 我同学刘某，患有前列腺结石，他的主要症状是尿频、排尿困难，我平时并没有不舒服的感觉，前段时间体检时，发现也患有前列腺结石，听说前列腺结石患者一般不表现症状，有症状者表现也不尽相同。请问前列腺结石有怎样的临床表现？

**解答：** 前列腺结石一般较小，可单发或多发，单个结石直径多在 1~4 毫米。小的结石多呈圆形或卵圆形，有时较大的结石可穿破前列腺部尿道黏膜进入尿道而排出体外。前列腺结石一般不表现症状，常常很难被发现，多在检查前列腺及泌尿系其他疾病时经 B 超、彩超、CT 等检查被发现，有症状者表现也不尽相同。

（1）症状：前列腺结石的症状表现不一，有前列腺炎的症状，如会阴部、腰骶部等处隐痛；有尿频、尿急、尿痛、射精疼痛、血精等表现；有性功能紊乱方面的症状，如阳痿、早泄、性欲减退等。如伴有前列腺增生或尿道狭窄时可出现排尿困难、尿线无力、尿滴沥等。如继发感染则会出现寒战、发热、全身无力等症状。

（2）体征：直肠指诊检查前列腺正常或增大、边界清楚、质硬、内有表面光滑质地坚硬的圆形结石，或有结石的摩擦感。或有与会阴部、耻骨上、尿道或直肠部位相通的窦道。尿道探子检查当探子通过前列腺部尿道时可有紧缩感或摩擦感。

（3）辅助检查：B超、彩超检查可发现前列腺内强回声光点或光团，大小不一，数目不等，形态各异，后方可有声影或无声影。X线检查可见结石位于耻骨联合上下，中线两旁1~3厘米范围内，其结石的形态不尽一样。膀胱尿道镜检查可见到前列腺尿道肿胀，尿道镜通过前列腺尿道部时有摩擦感，有时可窥见突出于尿道的结石。

# 45 如何正确诊断前列腺结石？

**咨询：**我今年55岁，最近一段时间总感觉会阴部胀痛不适，尿频、排尿困难，今天到医院就诊，经检查彩超等，诊断为前列腺结石。我知道医生诊断疾病是有其根据的，想了解一些这方面的知识。请问<u>如何正确诊断前列腺结石？</u>

**解答：**医生诊断疾病确实是有其根据的，要正确诊断前列腺结石，必须抓住诊断要点，同时还要做好鉴别诊断。下面给您介绍一下前列腺结石的诊断要点和鉴别诊断，供您参考。

（1）诊断要点：要正确诊断前列腺结石，必须抓住诊断要点。前列腺结石的诊断要点如下。

①常有前列腺疾病，如前列腺增生、炎症、结核、肿瘤等病史。

②临床上多有前列腺炎、尿路刺激症状及性功能紊乱等方

面的表现。

③直肠指诊检查常有圆形结石感或摩擦感，尿道探子检查当探子通过前列腺部尿道时可有紧缩感或摩擦感。

④尿道镜、B 超、X 线以及 CT 等影像学检查有助于确立诊断。

（2）鉴别诊断：为了正确诊断前列腺结石，临证确立前列腺结石的诊断时，还应注意与前列腺癌、前列腺结核、前列腺炎以及前列腺增生等疾病相鉴别。

①前列腺癌：直肠指诊检查时前列腺处可发现坚硬的小结节，但其高低不平，范围大小不一，无弹性。X 线平片检查可发现骨盆、腰椎、股骨等处发生骨性变化或骨质破坏的转移征象，但无结石阴影。血清酸性磷酸酶、前列腺特异抗原可升高，前列腺活组织检查可以发现癌细胞。

②前列腺结核：结核钙化时 X 线平片上亦可出现不透光阴影，但它常合并有泌尿系结核的症状，如尿频、尿急、尿痛等尿路刺激症状；附睾肿大变硬、呈不规则结节状、输精管呈串珠状硬结改变；前列腺液或精液结核杆菌涂片或培养可以为阳性；前列腺活组织检查可见结核病变。

③前列腺炎：直肠指诊检查多数患者前列腺正常，部分有小硬结，无结石摩擦感，局部 X 线检查无结石阴影。

④前列腺增生：前列腺增生常有前列腺结石发生，但前列腺增生多发生于老年男性，主要症状有尿频、夜尿增多、排尿困难甚至出现尿潴留。直肠指诊检查可扪及增生的前列腺，表面光滑，质地中等，有韧性，中央沟变浅或消失。X 线平片检查无结石阴影，B 超检查可显示增生的前列腺。

# 46 哪些人容易患前列腺癌？

> **咨询：** 我今年 48 岁，最近总感觉会阴部胀痛，排尿困难，前天到医院就诊，经检查诊断为前列腺癌，听说前列腺癌是老年男性的一种多发病，而我年龄并不大，也查出患有前列腺癌，这使我很迷惘。请问**哪些人容易患前列腺癌**？

**解答：** 前列腺癌的发生与许多因素有关，容易患前列腺癌的人在医学上称为前列腺癌的高危人群，那么前列腺癌的易患因素有哪些？到底哪些人容易患前列腺癌呢？

（1）年龄：前列腺癌是老年性疾病，绝大多数患者的年龄超过 50 岁，大部分在 60 岁以上，而年轻人的前列腺恶性肿瘤很少是前列腺癌，更多的是前列腺肉瘤等，这是另外一种前列腺恶性肿瘤，老年人很少见。

（2）种族：欧美国家是前列腺癌的高发地区，而在亚洲各国前列腺癌的发病率要比欧美国家低得多。世界上，黑种人是前列腺癌发病率最高的，白种人前列腺癌的发病率要稍低一些，而黄种人的发病率最低，这主要因为不同人种遗传因子不同。

（3）地区差别：同样是黄种人，在美国的亚洲后裔中，前列腺癌的发病率就要比亚洲人明显高，这可能与饮食、生活习惯等的改变有关，特别是高脂肪饮食中含较多的胆固醇，能使人体在体内自己合成雄激素，而雄激素与前列腺癌的发生、发展有密切的关系。

（4）基因的变化：基因的变化对前列腺癌的发病也有影响。有些人的基因有缺陷，促使肿瘤发生的基因增多了，或者抑制肿瘤发生的基因片段缺少了，人体发生肿瘤的机会就大大增加了，当然前列腺癌的发生也会增多。目前，随着科学研究的进展，已经发现了许多这样的基因。

（5）其他：性生活频繁的人群中，前列腺癌的发病率比较高；长期服用雄激素的人群，前列腺癌发病率要比普通人群高得多。

# 47 为什么老年人易患前列腺癌？

**咨询：** 我今年 69 岁，最近一段时间总感觉排尿困难，不仅尿流缓慢、尿线细而无力，还有逐渐加重的趋势，今天到医院就诊，经检查诊断为前列腺癌。听说老年人易患前列腺癌，请问为什么老年人易患前列腺癌？

**解答：** 同前列腺增生一样，前列腺癌是老年男性的一种多发病，其发病率随着年龄的增长而增高。美国的大规模流行病学调查发现，前列腺癌的发病与患者年龄呈现正相关，在已确诊的前列腺癌患者中，有 95% 以上年龄在 45~89 岁，平均为 72 岁。我国进行的流行病学调查也证实，前列腺癌的发病年龄集中在 60 岁以上。

前列腺增生是目前老年男性的常见病，多发于 50 岁以上人群，而前列腺增生和前列腺癌有相同的内分泌发生基础，其发病都与体内雄激素和雌激素的平衡紊乱有关，从这一点来看，前列腺癌多发于老年人就不难理解了。众所周知，癌症的发生与长期的不良生活习惯、长期缺乏微量元素以及长期接触重金属等有关，而老年人均可能有一个长期接触致癌因素的过程，所以就不难解释为什么前列腺癌好发于老年人群了。目前认为，前列腺癌的发病可能还与癌基因有关，正常前列腺细胞中即存在原癌基因，原癌基因无致癌活性，是正常细胞的正常调控基因，在细胞的生长、分化和信息传递中起重要作用，一旦抗癌基因失活就容易诱发细胞癌变产生前列腺癌，而老年人群免疫能力较年轻人为差，一旦正常细胞恶变无法清除，就较容易发生前列腺癌。还有一点需要说明的是，部分前列腺癌较其他恶性肿瘤发病缓慢，可长期处于静止状态，它本身不引起任何临床症状，也不导致死亡，只有在健康体检时发现，而发现时患者实际发病已有数年或十余年了。

## 48 前列腺癌有怎样的临床表现？

**咨询：** 我的邻居李老师，今年 67 岁，平时身体并没有不舒服的感觉，前段时间体检时发现患有前列腺癌，我近段时间总感觉排尿困难，经检查诊断为前列腺癌，听说前列腺癌的症状表现有很多，想进一步了解一下，请问**前列腺癌有怎样的临床表现？**

**解答：**前列腺癌常呈隐伏性，因而早期多无明显的症状，并且前列腺癌常和前列腺增生同时并存，或后于前列腺增生发病，患者常常有前列腺增生的某些表现，多因久治无效或逐渐恶化进而就诊，容易耽误病情，就诊时常属前列腺癌之中、晚期。临床上，前列腺癌患者所表现的症状随着发病阶段和病情的不同而各不一样。

（1）症状：进行性加重的排尿困难，表现为尿流缓慢，尿线细而无力，甚至中断。有些患者出现尿失禁、会阴部疼痛。当肿瘤侵犯输尿管末端而引起梗阻时，可有腰痛、肾积水、少尿或肾功能不全的表现。大便困难、腰骶部疼痛、下肢水肿、淋巴结肿大等属于晚期前列腺癌转移的表现。可因疼痛而影响饮食、睡眠、精神，晚期可见全身日渐衰弱，消瘦、疲乏无力，进行性贫血、恶病质和肾功能不全等引起的症状。

（2）体征：直肠指诊检查可发现前列腺内有不规则结节，大小不一，质地坚硬，无压痛，或整个前列腺质坚如石，表面有异常隆起，边界不清，活动度差。累及精囊时，可触及精囊肿大，质地硬，或直肠前壁隆起，呈门槛样改变。

# 49 如何正确诊断前列腺癌？

**咨询：**我今年67岁，已退休，最近一段时间总感觉排尿困难，不仅尿流缓慢、尿线细而无力，还有逐渐加重的趋势，今天到医院就诊，经检查诊断为前列腺癌，我知道诊断疾病是有标准的，想进一步了解一下。请问如何正确诊断前列腺癌？

**解答：** 正像您所知道的那样，诊断疾病确实是有其标准的，要正确诊断前列腺癌，必须抓诊断要点，同时还要做好鉴别诊断。

（1）诊断要点：要正确诊断前列腺癌，避免诊断失误，必须抓住其诊断要点。前列腺癌的诊断要点如下。

①多发于老年人，早期可无症状，随着肿瘤的发展，可出现会阴肿胀不适、排尿困难或尿潴留等与前列腺增生相似的症状，伴感染者可有尿频、尿急或尿血，全身症状可有食欲不振、消瘦、乏力、贫血等。

②转移症状常见腰骶部疼痛，咳嗽、咯血、胸痛。

③直肠指诊检查前列腺有固定硬结，表面不平。

④血清及骨髓酸性磷酸酶、前列腺特异抗原可升高。

⑤同位素扫描可早期发现骨转移。

⑥前列腺活组织检查有助于诊断。

⑦X线、B超、彩超、CT、磁共振检查对前列腺自身病变及其转移病灶可提供诊断依据。

（2）鉴别诊断：为了正确诊断前列腺癌，临证确立前列腺癌的诊断时，还应注意与前列腺结核、前列腺增生、前列腺结石、肉芽肿前列腺炎等疾病相鉴别。

①前列腺结核：年轻人多见，有结核病史，膀胱刺激症状明显，可伴终末血尿，尿中可找到抗酸杆菌，抗结核治疗有效。

②前列腺增生：病程较长，直肠指诊检查多只扪及增大的前列腺，腺体光滑，无坚硬如石之感觉。如扪及硬结应做活组织检查。酸性磷酸酶、前列腺特异抗原、前列腺特异酸性磷酸酶等实验室检查有助于鉴别前列腺癌。

③前列腺结石：多无症状，当合并前列腺增生、感染、排

尿受阻时，才有相应的表现。直肠指诊检查可扪及硬结，同一部位多粒结石时可扪及捻发感，境界清楚。X线检查显示多个结石围绕透光的尿道呈马蹄状或环状。B超、彩超、CT等检查有助于鉴别。

④肉芽肿前列腺炎：特异性肉芽肿前列腺炎可以出现在经尿道卡介苗灌注之后近期内，亦可出现在治疗后1年左右。非特异性肉芽肿前列腺炎发病年龄在55岁左右，患者有明显膀胱或尿道症状，尿道梗阻症状进展很快。前列腺质地硬，表面可以不光整。血清前列腺特异抗原可见轻度升高，前列腺细针吸出活组织检查可以明显诊断。

# 50 前列腺癌会遗传吗？

**咨询：** 我父亲是因为前列腺癌去世的，我大哥今年57岁，3年前查出患有前列腺癌，我二哥自我感觉身体还不错，但前段时间单位健康体检时也查出患有前列腺癌，我很担心前列腺癌会遗传，也会患上前列腺癌。请问**前列腺癌会遗传吗？**

**解答：** 直至目前，人们对前列腺癌的发病原因仍不十分清楚，通常认为前列腺癌的发生与年龄、种族以及长期接触化学性致癌物质、高脂饮食、长期吸烟以及不洁性交等因素有关。通过大量的流行病学调查，虽然有人提出了遗传因素与前列腺癌的关系，但仍然没有得到确认，因为目前还没有足够的证据可以证明上代患了前列腺癌下一代也会得此病，真正在直系或旁系亲属中发生前列腺癌遗传的情况十分少见。

尽管如此，在肿瘤遗传学研究方面医学界还是将前列腺癌划归为家族性癌症这一类，也就是说前列腺癌有聚集发生在某些家族中的现象。导致这一现象的原因一方面可能是由于遗传因子在作祟，但更为可能的是同一家族人员中由于共同的生活习性，同样的生活环境，受到同样的外界环境干扰或受到同样的"致癌因子"刺激所致。

在我国，前列腺癌的发病率远低于欧美国家，也缺少前列腺癌遗传因素这方面的研究，当然这并不说明前列腺癌没有遗传倾向。在没有确定前列腺癌有无遗传可能的情况下，在日常生活中需要注意的是：如果您的父辈或祖辈曾有前列腺癌病史，后代最好有意识地改变一下与上代相同的生活方式或居住环境。另外，如上代有前列腺癌病史，后代在出现排尿方面异常的症状时，要格外引起重视，及早到医院进行有关的检查，以期早发现、早治疗。

# 第二章
# 中医治疗前列腺疾病

　　提起中医，大家会想到阴阳、五行、舌苔、脉象等，认为中医知识深奥难懂，对疾病的认识与西医不同。本章采取通俗易懂的语言，讲解了中医是怎样认识前列腺疾病的、前列腺疾病的中医分型，以及中医治疗前列腺疾病常用的方药、方法等，以便让大家了解一些中医防治前列腺疾病的知识，合理选择中医治疗前列腺疾病的药物和方法。

# 01 中医治疗前列腺疾病有哪些优势？

**咨询：** 我最近总感觉小腹部坠胀隐痛，经检查诊断为前列腺炎，我知道前列腺炎是前列腺疾病中的一种，中医治疗前列腺疾病方法多，准备用中医的方法治疗，听说中医治疗前列腺疾病有优势，也有其不足。请问<u>中医治疗前列腺疾病有哪些优势？</u>

**解答：** 中医注重疾病的整体调治、非药物治疗和日常保健，有丰富多彩的治疗调养手段，中医在治疗前列腺疾病（比如慢性前列腺炎、前列腺增生等）方面较西医有明显的优势。采用中医方法治疗前列腺疾病，以其显著的疗效和较少的不良反应深受广大患者的欢迎。

（1）强调整体观念和辨证论治：中医认为人是一个有机的整体，疾病的发生是机体正气与病邪相互作用、失去平衡的结果，前列腺疾病的出现也是如此。中医治疗前列腺疾病，应在重视整体观的前提下辨证论治。辨证论治是中医的精华所在，同样是前列腺疾病，由于发病时间、地区以及患者机体的反应性不同，或处于不同的发展阶段，所表现的证不同，因而治法也不一样，所谓"证同治亦同，证异治亦异"。切之临床，前列腺疾病包括急性前列腺炎、慢性前列腺炎、前列腺增生、前列腺结石、前列腺癌等，其中又各有不同的证型存在，辨证论治使临床治疗用药更具针对性，有助于提高临床疗效。

（2）具有丰富多彩的调治手段：中医有丰富多彩的治疗调养手段，除内服、外用药物治疗外，还有针灸、按摩以及饮食调理、情志调节、运动锻炼等调治方法，在重视内服、外用药物治疗的同时，采取综合性的措施，配合以针灸、按摩以及饮食调理、情志调节、运动锻炼等治疗调养方法进行调治，以发挥综合治疗的优势，是促进前列腺疾病逐渐康复的可靠方法，也是现今中医常用的调治前列腺疾病的方法。

（3）具有独具特色的食疗药膳：根据"药食同源"之理论选用饮食药膳调治疾病是中医的一大特色，也是中医调治前列腺疾病的优势所在。很多食物，诸如小米、韭菜、甲鱼、绿豆、薏苡仁、莲藕等，不仅营养丰富，而且具有一定的补虚益肾、清热利湿等作用，对调治急慢性前列腺炎、前列腺增生等前列腺疾病大有益处，根据具体情况选用这些食物就能改善前列腺疾病患者的自觉症状。有一些食物，如山药、枸杞子、核桃仁等，为药食两用之品，根据辨证结果的不同选择食用则可发挥药物之功效，其调治慢性前列腺炎、前列腺增生等前列腺疾病的功效显著。选用适宜的食物配合以药物或药食两用之品制成的药膳，具有良好的调整脏腑功能的作用，能减轻或缓解尿频、尿急、小便滴沥不尽等前列腺疾病患者的自觉症状，依据其功效选择应用以调治前列腺疾病，其效果更好。

# 02 治疗前列腺疾病常用的方剂有哪些?

**咨询:** 我患慢性前列腺炎已有一段时间,因西药治疗效果欠佳,于1周前改服中药汤剂,用的方剂是八正散加减,医生说这个是治疗前列腺疾病最常用的方剂,听说用于治疗前列腺疾病的方剂有很多,我想了解一下,请问治疗前列腺疾病常用的方剂有哪些?

**解答:** 用于治疗前列腺疾病的方剂确实有很多,这当中常用的当数导赤散、清肾汤、固真丸、八正散、大补阴丸、知柏地黄丸、龙胆泻肝汤、金匮肾气丸、济生肾气丸、金锁固精丸、萆薢分清饮、水陆二仙丹,下面将其组成、用法、功效、主治、方解、按语介绍如下。

(1)导赤散(《小儿药证直诀》)

组成:生地黄、木通、甘草梢各9克,淡竹叶6克。

用法:上药为末,每次9克,每日2次,水煎服。亦可改作汤剂,每日1剂,水煎服。

功效:清心养阴,利水通淋。

主治:心经热盛,心胸烦热,口渴面赤,意欲饮冷,以及口舌生疮,或心移热于小肠之小便赤涩刺痛,舌质红,脉数。

方解:方中生地黄凉血滋阴以制心火;木通上清心经之热,下则清利小肠,利水通淋;甘草梢清热解毒,调和诸药,用

"梢"，古有直达茎中止淋痛之说；淡竹叶清心除烦。诸药合用，清心与养阴两顾，利水并导热下行，共收清心养阴、利水通淋之功效。

按语：本方以口舌生疮，或小便短赤涩痛，舌质红，脉数为辨证要点。现在常用本方根据辨证加减治疗急性泌尿系统感染，前列腺炎，尿路结石，口腔溃疡等。若心火较盛，加黄连，灯心草；血淋涩痛，加旱莲草、小蓟；小便数急刺痛，加白茅根；大便秘结，加大黄。

（2）清肾汤（《医学衷中参西录》）

组成：知母、黄柏、生龙骨、生牡蛎、白芍、山药各12克，海螵蛸9克，茜草6克，泽泻4.5克。

用法：每日1剂，水煎服。

功效：清热泻火，滋阴潜阳。

主治：小便频数涩痛，遗精白浊，脉洪滑有力，确系实热者。

方解：方中知母滋肾泻火，黄柏清热燥湿，共为主药；配泽泻利水渗湿泻热，生龙骨、生牡蛎益阴潜阳涩遗，白芍敛阴而缓急，山药益肾而涩精，海螵蛸涩精止遗，茜草活血祛瘀。诸药合用，共奏清热泻火、滋阴潜阳、涩精止遗之功。本方清热与滋阴同用，通利与收涩并投，清热而不伤阴，收敛而不碍邪，为其配伍特点。

按语：本方以尿频涩痛，遗精白浊，舌质红，脉洪滑有力为辨证要点。现在常用本方根据辨证加减治疗前列腺炎，以及遗精、早泄等性功能障碍。如见膀胱湿热者，加败酱草、蒲公英、石韦；肾阴虚者，加生地黄、山萸肉、五味子；肾阳虚者，加肉桂、益智仁、菟丝子；尿道涩痛者，加木通、车前子；尿血者，加阿胶、大蓟、小蓟。应当注意的是，肾阳衰微者不宜使用本方。

（3）固真丸（《景岳全书》）

组成：菟丝子500克，煅牡蛎、金樱子、茯苓各120克。

用法：共为细末，炼蜜为丸，每次9克，每日2次，空腹时用黄酒或盐汤送服。

功效：补肾固精。

主治：肾虚遗泄滑精，腰膝酸软，面白少华，舌淡苔白，脉沉细而弱。

方解：方中菟丝子补肾阳，益肾阴，固肾精，为主药；金樱子固肾精、止遗泄，煅牡蛎收敛固涩，共为辅药；茯苓健脾宁心为佐药。四药合用，共奏补肾固精之功。

按语：本方以遗精滑精，面白少华，腰膝酸软，脉细弱为辨证要点。现在常用本方根据辨证加减治疗神经衰弱、前列腺炎、精囊炎等。如见头昏、耳鸣、舌质红、脉细数者，加知母、黄柏、丹皮、生地；畏寒肢冷者，加补骨脂、韭菜子、鹿角胶、芡实等。凡肝火偏盛、湿热下注、痰火内蕴引起的遗精，不宜使用本方。

（4）八正散（《太平惠民和济局方》）

组成：车前子、瞿麦、萹蓄、滑石、山栀子、大黄、木通、甘草各500克。

用法：将上药制成散剂，每次6克，每次2次，入灯心草水煎，去渣温服。也可用饮片作汤剂水煎服，用量按原方比例酌减。

功效：清热泻火，利水通淋。

主治：湿热淋证。尿频尿急，尿时涩痛，淋沥不畅，尿色浑浊，甚则癃闭不通，小腹急满，口燥咽干，舌质红，苔黄腻，脉数实。

方解：方中木通、车前子、瞿麦、萹蓄、滑石均为清热除湿，利水通淋之品，既可祛湿热以除病因，又可改善淋涩之症状；栀子清泄三焦湿热，亦可助木通、车前子等药以利水；大黄荡涤秽浊，破结滞，泻火解毒，直挫病邪；甘草调和诸药，并可缓急止痛。诸药合用，令热退火清，尿利淋通，则诸症状自除。

按语：本方以小便淋沥涩痛，尿道灼热，小腹胀满，口燥咽干，舌苔黄腻为辨证要点。现在常用本方根据辨证加减治疗膀胱炎、前列腺炎、尿道炎、泌尿系结石、急性肾盂肾炎等属于湿热证型者。如身热脉数便秘，制大黄应改为生大黄，并加金银花、蒲公英；如出现血尿者，加小蓟、旱莲草、白茅根；如有结石者，加金钱草、海金沙、石韦、鸡内金；如小腹胀急者，加乌药、川楝子。本方为苦寒通利之剂，对淋证日久、体质虚弱者以及孕妇均不宜使用。

（5）大补阴丸（《丹溪心法》）

组成：黄柏、知母各120克，熟地黄、龟甲各180克。

用法：将上药共为细末，猪脊髓蒸熟，炼蜜为小丸，每次6~9克，早晚各服1次。也可用饮片作汤剂水煎服，用量按原方比例酌减。

功效：滋阴降火。

主治：肝肾阴虚，虚火上炎。症见头晕耳鸣，骨蒸潮热，盗汗、咳嗽咯血、吐血，或烦热易饥、足膝痛热，舌红少苔，尺脉数而有力。

方解：方用熟地黄、龟甲滋阴潜阳以制虚火，配以黄柏、知母清泄相火而保真阴，合前药以滋阴清热，填精保阴，更以猪脊髓、蜂蜜血肉甘润之品以补津液，合以滋阴精而泄相火，使真阴得养，虚火内清。

按语：本方以骨蒸潮热，面红升火，舌红少苔，尺脉数而有力为辨证要点。现在常用本方根据辨证加减治疗肺结核咯血，慢性肾盂肾炎，糖尿病，遗精，阳强，血淋，甲状腺功能亢进，绝经期综合征，慢性前列腺炎，高血压，附睾炎等。应当注意的是，素有脾胃虚寒、痰湿内阻的患者不宜用。

（6）知柏地黄丸（《医宗金鉴》）

组成：熟地黄24克，山茱萸、山药各12克，泽泻、茯苓、丹皮各9克，知母、黄柏各6克。

用法：将上药共为细末，炼蜜为丸，每丸约重15克，每次1丸，每日2~3次，温开水送服。亦可用饮片作汤剂，水煎服，用量按原方比例酌减。

功效：滋阴降火。

主治：阴虚火旺所致的头晕耳鸣，心烦失眠，心悸健忘，骨蒸劳热，腰膝酸软，遗精早泄，妇女月经不调，舌质红，苔薄少，脉细数。

方解：方用熟地黄滋肾填精为主药，辅以山茱萸养肝肾而涩精，山药补益脾阴而固精，三药合用，以达到三阴并补之功，这是补的一面。又配茯苓淡渗脾湿，以助山药益脾，泽泻清泄肾火，并防熟地黄之滋腻，丹皮清泄肝火，并制山茱萸之温，同时配以知母、黄柏降相火、泻肾火，共为佐使药，这是泻的一面。各药合用，使之滋补而不留邪，降泄而不伤正，补中有泻，寓泻于补，相辅相成，是通补开合的滋阴降火方剂。

按语：本方以头晕耳鸣，腰膝酸软，舌质红，苔薄少，脉细数为辨证要点。现在常用本方根据辨证加减治疗糖尿病，肺源性心脏病，高血压，面神经麻痹，绝经期综合征，功能性子宫出血，神经衰弱，前列腺增生，慢性前列腺炎，遗精早泄等。如见阴虚热甚，加地骨皮、胡黄连；阳亢者，加龙骨、牡蛎；下焦湿热者，加车前子、萹蓄等。本方滋腻碍胃，脾胃虚寒者不宜用，痰湿阻滞者也不宜用。

（7）龙胆泻肝汤（《医方集解》）

组成：生地黄、木通、车前子、栀子、黄芩各9克，当归3克，泽泻12克，龙胆草、柴胡、生甘草各6克。

用法：每日1剂，水煎服。

功效：泻肝胆实火，清三焦湿热。

主治：肝胆实火上炎之头痛、眩晕、目赤肿痛、耳聋耳肿、胁痛口苦，肝经湿热下注之小便淋涩作痛、阴肿阴痒、妇女带下，以及湿热黄疸等。

方解：方中龙胆草既能泻肝胆实火，又能除下焦湿热，是主药；黄芩、栀子助主药泻肝胆实火；泽泻、木通、车前子助主药清利湿热；配生地黄、当归滋养阴血，甘草和中解毒，又能防止龙胆草、黄芩等苦寒伤胃；佐柴胡疏达肝气。本方乃苦寒直折，泻肝火而清利下焦湿热之剂。

按语：本方以头晕目赤，胁痛，口苦尿赤，舌红，脉弦数为辨证要点。现在常用本方根据辨证加减治疗急性黄疸性肝炎，急性肾盂肾炎，膀胱炎，神经衰弱，高血压，上消化道出血，急性胆囊炎，急性阑尾炎，急性前列腺炎，带状疱疹，阴囊湿疹，遗精，急性睾丸炎等。需要说明的是，本方药多苦寒，易伤脾胃，应中病即止，不宜久服，同时近年来发现龙胆泻肝汤可引起肾损害，这也应当引起注意。

（8）金匮肾气丸（《金匮要略》）

组成：干地黄240克，山药、山茱萸各120克，泽泻、茯苓、丹皮各90克，桂枝、附子各30克。

用法：上药共研为细末，炼蜜为丸，每丸重15克，每日2次，每次1丸，分早晚用温开水送服。也可用饮片作汤剂水煎服，各药用量按原方比例酌情增减。

功效：温补肾阳。

主治：肾阳不足，腰痛脚软，下半身常有冷感，少腹拘急，小便不利或小便反多；也用于脚气、痰饮、消渴、转胞等，查其舌质淡，体胖，苔薄白，脉沉细。

方解：方中干地黄滋补肾阴，山茱萸、山药滋补肝脾，辅助滋补肾中之阴；并用少量桂枝、附子温补肾中之阳，意在微微生长少火以生肾气；方中泽泻、茯苓利水渗湿，丹皮清泻肝火，与温补肾阳药相配，意在补中寓泻，使补而不腻。诸药配合，共成温补肾阳之剂。

按语：本方以腰酸腿软，下半身常有冷感，小便不利或小便过多，尿色清淡，舌质淡体胖，苔白，脉沉细为辨证要点。现在常用本方根据辨证加减治疗慢性肾炎，白内障，尿路感染，糖尿病，高血压，低血压，前列腺炎，神经衰弱，慢性支气管炎，阳痿，肺气肿，不孕症，精子缺乏症，不射精症等。现代药理研究证实，本方具有增强免疫功能、抗衰老、预防白内障、降低血糖等多种作用。

（9）济生肾气丸（《济生方》）

组成：熟地黄、川牛膝、官桂各15克，炒山药、山茱萸、泽泻、茯苓、丹皮、车前子各30克，炮附子2个。

用法：上药共研细末，炼蜜为丸，如梧桐子大，每次9克，每日 1~2 次，温开水送服。也可用饮片作汤剂水煎服，各药用量按原方比例酌情增减。

功效：温补肾阳，利水消肿。

主治：肾阳不足，腰重脚肿，小便不利，腰酸肢冷等。

方解：方中熟地黄滋补肾阴，山茱萸、山药滋补肝脾，辅助滋补肾中之阴；官桂、附子温补肾阳，化气利水；泽泻、茯苓利水渗湿消肿；丹皮清泻肝火；牛膝、车前子增强利尿消肿之力。全方合用，达温补肾阳、利水消肿之功效。

按语：本方以形寒肢冷，腰以下尤甚，小便不利，排出无力，水肿下半身为主，舌淡嫩、体胖，苔白滑，脉沉弦为辨证要点。现在常用本方根据辨证加减治疗慢性肾小球肾炎、慢性前列腺炎，前列腺增生，尿潴留，精液异常，高血压，慢性肾盂肾炎等。如见大便溏薄者，加补骨脂、白扁豆；阳痿早泄者，加锁阳、巴戟天；神气怯弱、少腹坠胀者，加黄葡萄、人参；浮肿明显者，加干姜、白术。

（10）金锁固精丸（《医方集解》）

组成：沙苑蒺藜、芡实、莲须、莲肉各 60 克，龙骨、牡蛎各 30 克。

用法：上药共为细末，莲肉煮粉糊丸，每次 9 克，每日 2 次，空腹盐汤送服。

功效：固肾涩精。

主治：精室不固，遗精滑泄，腰酸耳鸣，神疲乏力，舌淡苔白，脉细弱。

方解：本方为主治肾虚精室不固，遗精滑泄之方。方中沙苑蒺藜补肾涩精以止遗，为主药；莲肉、芡实固肾涩精，益气宁心，为辅药。主辅相配，以补不足为主，加强固肾涩精之力。

龙骨、牡蛎、莲须涩精止遗，收敛固脱，共为佐使药。诸药合用，既可涩精液之外泄，又能补肾精之不足。

按语：本方以遗精滑泄，腰酸耳鸣，舌淡苔白，脉细弱为辨证要点。现在常用本方根据辨证加减治疗男子不育症，遗精，性功能衰退，慢性前列腺炎，妇女带下等。兼见大便干燥者，可加肉苁蓉、当归以养血润肠；兼见大便溏泄者，可加五味子、补骨脂以固肾止泻；腰酸背痛者，可加杜仲、续断等以固肾壮腰；兼见阳痿者，可加淫羊藿、锁阳以壮阳补肾；偏于肾阴虚者，酌加女贞子、龟板以滋养肾阴。需要说明的是，本方多为收涩之品，偏于固涩，如属心肝火旺，或下焦湿热所扰，以致遗精者，禁用本方。

（11）萆薢分清饮（《丹溪心法》）

组成：益智仁、川萆薢、石菖蒲、乌药各9克。

用法：每日1剂，水煎服。

功效：温肾利湿，分清化浊。

主治：下焦虚寒，湿浊下注，膏淋白浊，小便频数，浑浊不清，白如米泔，稠如膏糊，舌质淡，苔薄白，脉沉。

方解：方中以萆薢利湿化浊，为主药；辅以菖蒲化浊除湿，并祛膀胱虚寒，以助萆薢分清化浊之力；佐以益智仁温肾阳、缩小便、止遗浊尿频，乌药温肾寒、暖膀胱、治小便频数。综合全方，共奏温暖下元、利湿化浊之效。

按语：本方以小便频数浑浊，口不渴，舌淡苔白，脉沉为辨证要点。现在常用本方根据辨证加减治疗乳糜尿、慢性前列腺炎属下焦虚寒者，对妇女寒湿带下亦可选用。若小便涩痛者，加车前子、栀子；小腹胀痛者，加小茴香、桃仁；小便色如米泔、无痛胀者，加芡实、覆盆子。应当注意的是，本方药性偏温，膀胱湿热壅盛的白浊、膏淋不宜使用。

（12）水陆二仙丹（《洪氏集验方》）

组成：芡实、金樱子各等份。

用法：金樱子熬膏，芡实研为细粉，和为丸，每次9克，每日2次，盐汤送服。

功效：补肾涩精。

主治：肾虚不摄，男子遗精白浊，女子带下。

方解：方中芡实为水中果实，味涩，入肾脾二经，功能益肾固精，兼能补脾祛湿；金樱子为陆地果实，味酸涩，入肾、膀胱经，功专固涩，能固精，缩尿，兼能涩肠止泻。两药相配，功能涩精，缩尿，化浊，止带。一水一陆，其效如神，故名"水陆二仙"。

按语：本方以腰酸乏力，遗精，带下，脉沉软无力为辨证要点。现在常用本方根据辨证加减治疗遗精，滑精，慢性前列腺炎，妇女阴道炎，宫颈炎，膀胱癌等。

## 03 中医如何认识急性前列腺炎？

**咨询：**我最近总感觉会阴及小腹部胀痛，尿频、尿急、尿痛，尿道灼热，今天到医院就诊，经检查诊断为急性前列腺炎。我知道急性前列腺炎是西医的病名，中医和西医不同，中医对急性前列腺炎有独特的认识。请问<u>中医如何认识急性前列腺炎？</u>

**解答：**正像您所知道的那样，中医和西医不同，中医对急性前列腺炎有独特的认识。急性前列腺炎是西医学的病名，中医典籍中虽没有这个病名，但并不能说我们的祖先对这一病证一无所知，中医对此类病证早有认识，并积累了丰富的治疗经验。急性前列腺炎以恶寒发热、会阴部胀痛以及尿频、尿急、尿痛为主要症状，以湿热毒邪蕴结于下焦之精室（前列腺）为主要发病机制，属中医"淋证""热淋"等的范畴。

中医学认为，平素嗜食肥甘厚味和辛辣之品，或过量饮酒，湿热内生，蕴于精室；外感六淫湿热火毒之邪，移于下焦，蕴于精室；房事不洁，湿热毒邪从溺窍侵入，蕴于精室；或患疖肿、乳蛾等病，治疗不当，余毒蕴结难消，蕴于精室等。以上诸因素均可导致火热毒邪蕴于精室，交结不去，以致经络阻塞，气血瘀滞而发病。根据急性前列腺炎发病机制和临床表现的不同，中医通常将其分为湿热蕴结型和热毒壅盛型两种基本证型。湿热蕴结型主要表现为尿频、尿急、尿痛，会阴部胀痛，疼痛向大腿根部放射，恶寒发热，口干口苦，查舌质红，苔黄腻，脉滑数；热毒壅盛型则主要表现为寒战，高热，尿频、尿急、尿痛，终末血尿、脓尿，排尿困难甚至尿闭，查舌质红，苔黄腻，脉数。

中医治疗急性前列腺炎，应以清热解毒、利湿通淋为基本原则，在此基础上，依辨证结果之不同，灵活变通，选用与之相适应的治疗方法，若有必要，还可采取中药内服和外用相结合或中西医结合的手段进行综合治疗，以提高临床疗效。

# 04 中医怎样辨证治疗急性前列腺炎？

**咨询：** 我今年42岁，最近几天总感觉会阴部胀痛，尿频、尿急、尿痛，今天到中医院就诊，经检查诊断为急性前列腺炎，我相信中医，准备用中医的方法治疗，听说中医辨证治疗急性前列腺炎的效果不错。请问中医怎样辨证治疗急性前列腺炎？

**解答：** 这里首先告诉您，中医辨证治疗急性前列腺炎的效果确实不错。急性前列腺炎以恶寒发热、会阴部胀痛以及尿频、尿急、尿痛为主要症状，以湿热毒邪蕴结于下焦之精室（前列腺）为主要发病机制，属中医"淋证""热淋"等的范畴。根据急性前列腺炎发病机制和临床表现的不同，中医通常将其分为湿热蕴结型和热毒壅盛型两种基本证型进行辨证治疗。

（1）湿热蕴结型

主症：尿频、尿急、尿痛，会阴部胀痛，疼痛向大腿根部放射，恶寒发热，口干口苦，舌质红，苔黄腻，脉滑数。

治法：清热利湿，泻火通淋。

方药：八正散加减。滑石、栀子、瞿麦、车前子、萹蓄、泽泻各12克，木通、大黄（后下）、柴胡各9克，茵陈、金钱草各18克，红藤、败酱草各30克，甘草6克。

用法：每日1剂，水煎取汁，分早、晚服。

方解：方中滑石、木通、车前子、萹蓄、大黄、栀子、瞿麦、甘草取八正散之意，以清热利湿泻火，祛湿利水通淋；茵陈、金钱草以增强清热利湿通淋之功；柴胡和解表里，疏散热邪；红藤、败酱草清热解毒消痈；甘草兼能调和诸药。上药合用，共成清热利湿、泻火通淋之功效，切中湿热蕴结型急性前列腺炎的发病机制。

注意：湿热蕴结型急性前列腺炎的治疗应以清热利湿，泻火通淋为原则，由于此类患者湿热蕴结不散易于形成热毒，使病情急剧加重，所以在用药上应注意适当加入清热解毒之品，以防患于未然。自我调养在急性前列腺炎的治疗中占有十分重要的地位，在药物治疗的同时，应注意饮食调节，忌食辛辣肥腻之食物，戒除饮酒，并节制房事，以配合其治疗。

（2）热毒壅盛型

主症：寒战，高热，尿频、尿急、尿痛，终末血尿、脓尿，排尿困难甚至尿闭，查舌质红，苔黄腻，脉数。

治法：清热解毒，散结排脓。

方药：五味消毒饮加减。金银花、蒲公英、紫花地丁、败酱草各15克，野菊花、紫背天葵、黄柏、牛膝、赤芍各12克，丹皮、生地黄各10克，王不留行9克，甘草6克。

用法：每日1剂，水煎取汁，分早、晚服。

方解：方中金银花、蒲公英、紫花地丁、野菊花、紫背天葵取五味消毒饮之意，以清热解毒，消散疔疮，散结排脓；败酱草清热解毒，消痈排脓；黄柏、牛膝清热解毒，利湿通淋；赤芍、丹皮、生地黄清热凉血，活血化瘀散结；王不留行活血祛瘀；甘草调和诸药。诸药配合，共成清热解毒、散结消痈排脓之剂。

注意：热毒壅盛型急性前列腺炎病情较重，此类患者容易形成前列腺脓肿，一旦脓肿形成，其治疗更加困难。对于热毒壅盛型急性前列腺炎，单纯应用中药汤剂内服治疗显得力量单薄，在中药汤剂内服的同时，可配合应用如意金黄散、金黄膏等中药外敷，也可应用中药保留灌肠，必要时可采取中西医结合的方法，联合应用抗生素等，以提高疗效。

## 05 中医如何认识慢性前列腺炎的病因病机？

**咨询：**我今年55岁，患慢性前列腺炎已有一段时间，用了不少西药，效果都不太好，听说中医治疗慢性前列腺炎效果不错，准备改服中药，我知道中医和西医对疾病的认识有所不同，请问<u>中医如何认识慢性前列腺炎的病因病机</u>？

**解答：**中医和西医有着不同的理论体系，中医和西医对疾病的认识确实有所不同。中医理论深奥难懂，希望下面所讲的，对您了解中医对慢性前列腺炎病因病机的认识有所帮助。

慢性前列腺炎以尿道口流白色分泌物，轻度尿频或尿道灼痛，少腹、会阴、睾丸胀痛不适，腰骶部疼痛等为主要临床表现，属中医学"精浊""白浊""膏淋""劳淋""癃闭"等的范畴。慢性前列腺炎的病因病机复杂多样，但总可归纳为内外二因，其中肾虚是发病之本，湿热蕴结下焦是发病的主因，气滞血瘀贯穿于疾病的始终，久治不愈则气虚血瘀。

内因是男子中老年时生理性衰退，肾气渐虚，下元不固，前列腺（类似精室）逐渐虚弱，三焦气化不利，加之肺脾之气虚损，精室和膀胱功能异常；外因则是湿热内侵下焦，蕴结膀胱，波及精室，与精液相混，使真精变成败精，瘀阻精败，以至发病。在内因与外因中，内因是发病的关键，外因仅是诱因而已，但外因的不断刺激可以使生理性衰退提前。慢性前列腺炎病多起于相火偏旺，湿热为发病的主因，其湿热逗留精室，与精相混，精离其位，败精浊瘀阻于精道而发病。湿热为标，肾虚为本，湿热又可伤脾，使脾虚湿更难化，病情缠绵；湿热瘀血滞络，使络脉瘀阻，病情渐重。

# 06 中医怎样辨证治疗慢性前列腺炎？

**咨询：** 我最近一段时间总感觉会阴部胀痛不适，小便短赤灼热，经检查诊断为慢性前列腺炎，听说中医通过辨证应用中药汤剂治疗慢性前列腺炎有较好的疗效，我朋友老刘的慢性前列腺炎就是用中药治好的，请问中医怎样辨证治疗慢性前列腺炎？

**解答：** 慢性前列腺炎属中医学"精浊""白浊""膏淋""劳淋""癃闭"等的范畴。根据慢性前列腺炎发病机制和临床表现的不同，中医通常将其分为湿热蕴结型、阴虚湿热型、肾虚夹浊型、瘀浊内阻型4种基本证型进行辨证治疗。

（1）湿热蕴结型

主症：阴囊潮湿，小便短赤灼热，点滴不畅，尿末滴白，小腹胀满，口苦口黏，大便偏干，舌质红，苔黄腻，脉滑或滑数。

治法：清热解毒，利湿泄浊。

方药：导赤散加减。生地黄 12 克，木通 6 克，竹叶 9 克，败酱草 15 克，鱼腥草 20 克，虎杖 15 克，黄柏 12 克，连翘 12 克，土茯苓 15 克，萆薢 15 克，滑石 12 克，石韦 12 克，车前子 12 克，王不留行子 10 克，甘草 6 克。

用法：每日 1 剂，水煎取汁，分早、晚服。

方解：方中生地黄、木通、竹叶、甘草取导赤散之意，以清热泻火，利水通淋；连翘清泄气血之热毒；败酱草、车前子、鱼腥草、虎杖清热解毒，抗菌消炎，利尿通淋；土茯苓、萆薢清泄下焦，利湿降浊；滑石、石韦利尿通淋；黄柏清泄相火；王不留行子善通经脉，活血祛瘀；甘草兼能调和诸药。上药合用，具有解热毒，泻相火，利湿热，泄湿浊，化瘀滞之功效，切中湿热蕴结型慢性前列腺炎之发病机制。

注意：湿热蕴结型慢性前列腺炎在临床中较为常见，此类患者常常相火偏旺，有感染存在，以湿热浊邪蕴结下焦为主要发病机制，其治疗宜清热解毒，利湿泄浊，应抓解热毒、泄相火和利湿热这三个方面，解热毒可选用土茯苓、败酱草、蒲公英、鱼腥草之属，泄相火可用黄柏、知母、丹皮等，利湿热则常用车前子、石韦、益母草、木通等。此类患者常因欲念不遂、屡犯手淫以及忍精不泄而发病，湿热蕴结于下焦，在药物治疗的同时应调整心态，控制手淫，节制房事，同时还要注意饮食调节，戒除吸烟饮酒，忌食辛辣肥腻之食物，以配合其治疗。

（2）阴虚湿热型

主症：头晕耳鸣，五心烦热，口苦口干，腰膝酸软，失眠盗汗，小腹、会阴部胀痛不适，小便次多量少，尿急，阴茎隐痛不适，尿道口时有白色黏液流出，梦遗滑精，可有阳强易举或阳痿，舌质红，苔薄少，脉细数。

治法：滋阴益肾填精，清热利湿化浊。

方药：知柏地黄汤加减。知母12克，黄柏12克，山萸肉12克，山药15克，丹皮10克，生地黄12克，泽泻12克，茯苓12克，龟甲15克，车前子12克，黄芪15克，牛膝15克，萆薢15克，王不留行子10克，枸杞子12克，甘草6克。

用法：每日1剂，水煎取汁，分早、晚服。

方解：方中知母、黄柏、山萸肉、山药、丹皮、生地黄、泽泻、茯苓取知柏地黄汤之意，以补益肝肾，滋阴清热降火；黄芪补气升清，使脾湿升而不下注；牛膝补益肝肾，化瘀利尿；龟甲滋补肾阴，以降虚火；车前子清热化湿，利水通淋，疏利水道；枸杞子补肾填精强腰；萆薢利湿化浊；王不留行子通经脉，化瘀浊，疏理精道；甘草调和诸药。诸药合用，具有滋阴益肾填精、清热利湿化浊之功效。

注意：阴虚湿热型慢性前列腺炎多由湿热蕴结型迁延不愈而来，其临床表现与湿热蕴结型有诸多相似之处，临证时应注意鉴别，仔细区分，以免出现失误。此类患者湿热久留下焦，滋阴则恋湿，清利则伤阴，在肾阴亏虚的条件下湿热最难除，补泄多两难，治疗要权衡阴虚与湿热之主次，滋补与清利有所偏。此类患者经治疗湿热渐退，气虚之征象很快显露，呈现气阴两虚之见证，益气较易，滋阴则难，滋补调养需一个较长的过程，只有缓图以功，坚持用药，才能获得应有的疗效，急于求成不但难以取效，还易引发滋腻碍胃等变证，是治疗的大忌。

（3）肾虚夹浊型

主症：头晕耳鸣，腰膝酸软，面色㿠白，神疲乏力，小腹部胀痛不适，小便频数，排尿乏力，小便后尿道口有白色黏液流出，查舌质淡，苔薄腻，脉沉细。

治法：补肾固精，益气化浊。

方药：益肾固精化浊汤加减。黄芪15克，党参15克，土茯苓15克，山萸肉12克，菟丝子10克，沙苑子9克，乌药6克，苍术10克，芡实12克，车前子12克，益智仁12克，萆薢15克，巴戟天15克，甘草6克，大枣6枚。

用法：每日1剂，水煎取汁，分早、晚服。

方解：方中山萸肉滋阴补肾固精；巴戟天温阳补肾，温化湿浊；沙苑子、菟丝子益肾助阳，固肾涩精；黄芪、党参益气健脾；土茯苓、苍术燥湿健脾，化浊利尿；益智仁暖脾固精，温脾散寒；芡实益肾固精，补脾除湿，涩精止遗；萆薢利水湿，降湿浊，使清升而浊降；乌药理气消胀；车前子清热化湿，利水通淋，疏利水道；甘草、大枣益气和中，甘草兼能调和诸药。上药合用，共成补肾固精、健脾益气、利湿化浊之剂，使精气固则精藏不泄，脾气健则湿化而不留，清浊分离，则小便频数、小便后尿道口有白色黏液流出等自可逐渐好转消失。

注意：肾虚夹浊型病程已长，多由湿热蕴结型、阴虚湿热型久延不愈而来，此类患者肾虚精关不固，气虚湿热难化，湿热转为湿浊，呈现肾虚湿浊逗留于精室之病理变化，其治疗补肾固精用药宜偏温涩而少用滋补，化湿浊宜渗利降浊而少用清利，同时化湿浊尤应重视益气健脾运中，使脾气健湿浊化，清气升而浊阴降，清浊分离，除湿浊最有效。此类患者的治疗取效较慢，用药要善于守法守方，切不可朝用夕改。由于常伴有阳痿、早泄以及不育等，患者的思想负担较重，做好患者的思想工作，鼓励患者树立战胜疾病的信心以配合治疗也相当重要。

（4）瘀浊内阻型

主症：小腹、会阴部坠胀不适或胀痛、刺痛，小便点滴而下，或时而通畅、时而阻塞不畅，小便后尿道口有白色黏液流出，或见血精，心烦易怒，舌质紫黯或有瘀斑，苔薄少，脉弦涩，肛门指诊前列腺有硬结、压痛。

治法：活血化瘀，导滞通络。

方药：失笑散加味。五灵脂 10 克，蒲黄 10 克，桃仁 10 克，当归 12 克，穿山甲 15 克，延胡索 10 克，益母草 18 克，石韦 12 克，赤芍 12 克，败酱草 18 克，王不留行子 10 克，萆薢 15 克，车前子 12 克，甘草 6 克。

用法：每日 1 剂，水煎取汁，分早、晚服。

方解：方中五灵脂、蒲黄取"失笑散"之意，以活血祛瘀，散结定痛；穿山甲、桃仁、赤芍化瘀通络，破结止痛；当归养血活血，通经止痛；延胡索活血行气止痛；益母草活血化瘀，兼可利尿；车前子、石韦清热化湿，利尿通淋；萆薢利水湿，降湿浊，使清升而浊降；败酱草清热解毒，消痈祛瘀；王不留行子通经脉，化瘀浊，疏理精道；甘草调和诸药。上药合用，具有活血化瘀、导滞通络之功效，瘀与浊并治，经与络皆通，湿与浊同化，既可疏理精道，又能疏利水道，切中瘀浊内阻型慢性前列腺炎之发病机制。

注意：慢性前列腺炎迁延不愈，湿热逗留凝血，最易形成瘀浊内阻，络脉不通，出现小腹、会阴部坠胀不适或胀痛、刺痛，前列腺有硬结、压痛，查舌质紫黯或有瘀斑，苔薄少，脉弦涩。对于此类患者，宜以活血化瘀、导滞通络为治法，待瘀化浊降，精道通畅后，则应及时调整用药，改以补肾固封精关为主。由于瘀浊贯穿慢性前列腺炎发病的始终，所以在其治疗中不论是何种证型，都或多或少地配合有活血化瘀药，希冀有助于提高疗效。慢性前列腺炎的发病与性行为、生活起居以及饮食不节等密切相关，在药物治疗的同时还应注意配合自我调养。

# 07 中医如何认识前列腺增生的病因病机？

**咨询：** 我今年67岁，已退休，近半年来总感觉尿频、排尿困难，经检查诊断为前列腺增生，我知道中医和西医有着不同的理论体系，我想了解一下有关中医对前列腺增生认识方面的知识。麻烦您给我讲一讲，<u>中医如何认识前列腺增生的病因病机？</u>

**解答：** 首先说明一下，中医的理论深奥难懂，希望下面的介绍对您了解中医对前列腺增生的认识有所帮助。在中医文献中没有前列腺增生这一病名，根据前列腺增生所表现的主要症状，如排尿不畅，甚至点滴难出等，前列腺增生当属中医学"癃闭""尿频""精癃"等的范畴。中医认为年老体衰、肾气亏虚是前列腺增生发病的基础，瘀血、痰浊、湿热、败精是基本病理因素，劳累过度、情志刺激、外感六淫、饮食不节是常见的发病条件，本虚标实、肾虚血瘀是其基本病机特点。老年人肾气渐衰，阴阳易于失调，气血容易郁滞，肾虚则气化不利，血瘀则渐成癥结，致使肾虚血瘀，水道受阻，发为前列腺增生，加之劳累过度、情志刺激、外感六淫、饮食不节等的影响，呈现出排尿困难、小便频数等症状。

（1）肾阳虚衰：《症因脉治·阳虚小便不利》中说："肾之真阳虚，则关门不利，此聚水生病，而小便不利之因也。"年老体弱，房劳过度，久病体虚，致使肾气不足，肾阳衰微，膀胱失于温煦，气化不利，则小便排出困难。

（2）肾阴亏虚：《症因脉治·阳虚小便不利》中有"肾主关门，肾阴不足，则水竭于下而小便不利"的论述。老年人肾阴亏损，或久病及肾，热病暗耗真阴，致使肾阴不足，虚火上炎，无阴则阳无以化，出现小便短涩不利。

（3）气滞血瘀：情志不畅，肝气郁结，气滞则血瘀，气滞血瘀日久，癥结渐成，水道受阻，小便虽通而不爽，甚至溺窍闭而涓滴不出。

（4）肺热气壅：外感风寒，郁久化热，或外感风热、燥热，肺热壅滞，失其调节，肃降失常，不能通调水道，下输膀胱，致使上、下焦均为热气闭阻，排尿困难。

（5）湿热壅盛：外感湿热之邪，阻滞膀胱，或肾移热于膀胱，或嗜酒、过食肥甘厚味，酿生湿热，流注下焦，影响膀胱气化功能，致使膀胱气化不利，则小便不通。

（6）脾虚气陷：老年人脾胃虚弱，或饮食劳倦，损伤脾胃，中气不足，甚或中气下陷，清气不升，浊阴不降，小便难以排出而成癃闭。

# 08 中医怎样辨证治疗前列腺增生？

**咨询：** 我患前列腺增生已有一段时间，服用过不少西药，效果都不太好，医生建议手术治疗，听说治疗前列腺增生除服用西药、手术治疗外，还可用熏洗法、按摩法以及中医辨证分型服用中药等中医的方法。请问**中医怎样辨证治疗前列腺增生？**

**解答：** 治疗前列腺增生，除服用西药、手术治疗外，确实还可用熏洗法、按摩法以及中医辨证分型服用中药等中医的方法。根据前列腺增生发病机制和临床表现的不同，中医通常将其分为肾阳虚衰型、肾阴亏耗型、淤积内阻型、肺热气壅型、湿热蕴结型、肝郁气滞型、脾虚气陷型 7 种基本证型进行辨证治疗。

（1）肾阳虚衰型

主症：排尿困难，滴沥不尽，尿频，夜间尤甚，甚或小便自溢而失禁，兼见神疲倦怠，腰膝酸软，畏寒肢冷，阴囊或阴茎冷缩，性功能减退，舌质淡体胖嫩，苔薄白，脉沉细或沉迟。

治法：温补肾阳，化气行水。

方药：济生肾气丸加减。熟地黄 12 克，炒山药 15 克，山茱肉 12 克，泽泻 12 克，茯苓 15 克，丹皮 12 克，肉桂 9 克，炮附子 6 克，川牛膝 15 克，车前子 15 克，丹参 15 克，陈皮 12 克，甘草 6 克。

用法：每日 1 剂，水煎取汁，分早、晚服。

方解：方中熟地黄、炒山药、山萸肉、泽泻、茯苓、丹皮取六味地黄汤之意，以滋补肾阴；肉桂、炮附子补下焦之阳；川牛膝活血通经，补益肝肾，引药下行，利水通淋；车前子利尿通淋，疏利水道；丹参活血化瘀；陈皮理气和中；甘草调和诸药。上药配合，具有温补肾阳、化气行水利尿之功效。

注意：肾阳虚衰型是前列腺增生较为常见的一种临床类型，此类患者以肾阳虚衰为发病机制，以排尿困难、滴沥不尽为主要症状，其治疗应从温补肾阳、化气行水上下功夫，缓图以功。

（2）肾阴亏耗型

主症：小便频数不爽，涓滴淋漓，甚至无尿，兼见头晕耳鸣，腰膝酸软，口咽干燥，午后颧红，五心烦热，舌质红少津，苔薄少，脉细数。

治法：滋阴补肾，清利水源。

方药：知柏地黄汤加减。知母12克，黄柏12克，山萸肉12克，山药15克，丹皮10克，生地黄12克，泽泻12克，茯苓12克，车前子12克，三七（冲服）3克，川牛膝15克，麦冬15克，王不留行子10克，枸杞子12克，甘草6克。

用法：每日1剂，水煎取汁，分早、晚服。

方解：方中知母、黄柏、山萸肉、山药、丹皮、生地黄、泽泻、茯苓取知柏地黄汤之意，以补益肝肾，滋阴清热降火；川牛膝活血化瘀通经，补益肝肾，引药下行，利水通淋；三七活血化瘀消癥；车前子利水通淋，疏利水道；麦冬滋补阴液；枸杞子补肾填精强腰；王不留行子通经脉，化瘀浊；甘草调和诸药。上药合用，共成滋阴补肾、清利水源之剂。

注意：从中医辨证的角度来看，前列腺增生有诸多证型存在，然不论何种证型，都不同程度地存在肾虚气化不利，所以在辨证用药的同时，应注意根据病情适当配合以补肾化气行水之药。

（3）淤积内阻型

主症：小便努责难出，尿细如线，甚至小便闭塞，点滴全无，兼见尿道涩痛，会阴、少腹胀痛，舌质紫暗或有瘀斑瘀点，苔薄少，脉沉弦或涩。

治法：活血祛瘀，通关利水。

方药：代抵当丸加减。大黄9克，当归12克，穿山甲15克，生地黄12克，肉桂6克，川牛膝10克，益母草18克，石韦12克，王不留行子10克，萆薢15克，车前子12克，甘草6克。

用法：每日1剂，水煎取汁，分早、晚服。

方解：方中大黄、当归、生地黄、穿山甲、肉桂取代抵当丸之意，以活血祛瘀；川牛膝活血化瘀通经，补益肝肾，引药下行，利水通淋；益母草活血化瘀，兼可利尿；石韦、车前子利水通淋，疏利水道；萆薢利水湿，降湿浊，使清升而浊降；王不留行子通经脉，化瘀浊；甘草调和诸药。上药合用，具有活血祛瘀、通关利水之功效。

注意：前列腺增生是老年男性较为常见的一种慢性病，随着年龄的增长，其病情常有逐渐加重之势，其治疗是见效容易而彻底治愈困难，临证应注意守法守方，缓图以功，切勿操之过急。

（4）肺热气壅型

主症：小便不利或点滴不通，兼见咳嗽气促，咽干口燥，烦渴欲饮，舌质红，苔薄黄，脉滑数。

治法：清肺热，利水道。

方药：清肺饮加减。黄芩12克，桑白皮12克，麦冬15克，车前子 12 克，木通 6 克，栀子 12 克，茯苓 15 克，桔梗 12 克，法半夏 12 克，杏仁 12 克，枸杞子 15 克，川牛膝 12 克，三七（冲服）3 克，甘草 6 克。

用法：每日 1 剂，水煎取汁，分早、晚服。

方解：方中黄芩、桑白皮清泄肺热；麦冬滋养肺阴；车前子、木通、栀子、茯苓清热而通利小便；桔梗、法半夏、杏仁清热宣肺化痰；枸杞子补肾填精；川牛膝活血化瘀通经，补益肝肾，引药下行，利水通淋；三七活血化瘀消癥；甘草调和诸药。上药配合，具有清肺热、利水道、益肾精、化癥积之功效。

注意：气滞血瘀、癥结阻滞水道存在于前列腺增生发病的全过程，所以在前列腺增生的治疗中，应注意适当配合以活血化瘀、软坚散结消癥之药，以使气血畅行，水道畅通。

（5）湿热蕴结型

主症：尿频尿急，尿少而黄，茎中灼热涩痛，兼见大便秘结，口苦黏腻，渴不欲饮，胸闷脘痞，少腹拘急，舌质红，苔黄腻，脉弦数或滑数。

治法：清热利湿，通利小便。

方药：八正散加减。木通 6 克，车前子 12 克，滑石 12 克，瞿麦 12 克，栀子 9 克，枸杞子 12 克，大黄 15 克，萆薢 15 克，川牛膝 15 克，石韦 12 克，王不留行子 10 克，三七（冲服）3 克，甘草 6 克。

用法：每日 1 剂，水煎取汁，分早、晚服。

方解：方中车前子、瞿麦、滑石、栀子、大黄、木通、甘草取八正散之意，以清热泻火，利水通淋；枸杞子补肾填精；萆薢清泄下焦，利湿化浊；石韦利尿通淋；王不留行子善通经脉，活血祛瘀；川牛膝活血化瘀通经，补益肝肾，引药下行，利水通淋；三七活血化瘀消癥；甘草兼能调和诸药。上药合用，具有清热利湿、通利小便之功效，切中湿热蕴结型前列腺增生之发病机制。

注意：湿热蕴结型前列腺增生多见于前列腺增生并发有前列腺炎的患者，此类患者以湿热蕴结下焦为发病机制，其治疗应以清热利湿，通利小便为主，使热清湿祛，则小便自可正常。

（6）肝郁气滞型

主症：小便不通，或通而不爽，胸胁胀满，小腹坠胀，嗳气频作，烦躁易怒，舌质红，苔薄黄，脉弦。

治法：疏肝理气，通利小便。

方药：沉香散加减。沉香6克，当归12克，王不留行10克，石韦12克，冬葵子9克，滑石12克，柴胡12克，陈皮12克，厚朴9克，丹皮12克，栀子10克，甘草6克。

用法：每日1剂，水煎取汁，分早、晚服。

方解：方中沉香、陈皮、当归、王不留行、石韦、冬葵子、滑石取沉香散之意，以疏利气机，通利小便；柴胡、厚朴疏肝理气；丹皮、栀子清肝泻火；甘草调和诸药。上药合用，具有疏肝理气、通利小便之功效。

注意：肝郁气滞型前列腺增生患者每因情志因素而使病情加重，对于此类患者，药物治疗是重要的，自我调养也是不可缺少的，患者应注意自我调养，务必保持愉快的心情和良好的情绪。

（7）脾虚气陷型

主症：时欲小便而不利，或量少而不爽利，兼见面色萎黄，气短懒言，腰膝酸软，小腹坠胀，纳少便溏，舌质淡，苔薄白，脉沉弱。

治法：补中益气，升清降浊，化气利尿。

方药：补中益气汤合春泽汤加减。党参15克，黄芪18克，白术12克，桂枝6克，升麻6克，柴胡12克，猪苓12克，泽泻12克，茯苓12克，肉苁蓉12克，陈皮12克，三七3克，当归12克，王不留行子10克，甘草6克。

用法：每日1剂，水煎取汁，分早、晚服。

方解：方中黄芪、党参、当归、陈皮、升麻、柴胡、白术、甘草取补中益气汤之意，以补中益气，升清降浊；猪苓、泽泻、白术、茯苓、桂枝、党参取春泽泻之意，以温阳化气，利水除饮；肉苁蓉补肾益精；三七活血化瘀消癥；王不留行子善通经脉，活血祛瘀；甘草调和诸药。上药合用，具有补中益气、升清降浊、化气利尿之功效。

注意：前列腺增生不仅与年老肾虚有关，还与房事不节、饮食失调等密不可分，平时注意节制房事，适当控制饮酒，避免过食辛辣肥甘之品，不仅可减少发病，也有利于治疗和康复。

## 09 中医如何认识前列腺结石的病因病机？

**咨询：** 我今年45岁，最近总感觉会阴部胀痛不适，尿频、排尿困难，经检查诊断为前列腺结石，正在服用中药汤剂治疗。我知道中医和西医不同，中医对前列腺结石的发病机制有其独特的认识，请您给我讲一讲中医如何认识前列腺结石的病因病机？

**解答：** 正像您所知道的那样，中医和西医不同，中医对前列腺结石的发病机制有独特的认识。《诸病源候论·淋病诸候》中说："石淋者，淋而出石也。肾者主水，水结则化为石，故肾客砂石，肾虚为热所乘，热乘则成淋。"前列腺结石是西医之病名，根据前列腺结石所表现的主要症状，当属中医学"石淋"之范畴。中医认为前列腺结石的发生主要与下焦湿热、脾虚痰凝、肾气亏虚以及气滞血瘀诸因素有关。

（1）下焦湿热：过食辛辣刺激食物及肥甘之品，酿湿生热，湿热下注精室；下身不洁，湿热毒邪卜入精室；情志不遂，肝郁化火，火灼津液，日久而成结石。

（2）脾虚痰凝：饮食不节，过食肥甘，损及脾胃；久病不愈，耗伤正气，致脾虚不运，中气下陷，聚湿生痰，痰湿浊气凝结精室而成结石。

（3）肾气亏虚：先天禀赋不足，素体肾气亏虚；年老体衰，脏气虚弱；房劳过度，伤及肾气，肾气虚衰，气化不利，闭藏失职而出现小便困难。

（4）气滞血瘀：情志不遂，肝气郁结，肝失调达，气滞血瘀；久病不愈，久病入络，气血瘀滞日久，凝结而成石。

总之，前列腺结石的病位在精室，与肾、脾、肝、膀胱密切相关，其主要病机为肾虚、膀胱湿热，后期可致脾肾两虚、气滞血瘀等病理变化。

# 10 中医怎样辨证治疗前列腺结石?

**咨询:** 我最近总感觉会阴部隐痛,尿频、尿急,经检查诊断为前列腺结石,听说辨证分型应用中药汤剂治疗前列腺结石的效果不错,我朋友去年因前列腺结石尿急、尿痛、射精疼痛,就是用中药调治好的。请问<u>中医怎样辨证治疗前列腺结石?</u>

**解答:** 前列腺结石属中医学"石淋"之范畴,中医认为前列腺结石的发生主要与下焦湿热、脾虚痰凝、肾气亏虚以及气滞血瘀诸因素有关。根据前列腺结石发病机制和临床表现的不同,中医通常将其分为湿热下注型、脾虚痰凝型、肾气亏虚型以及气滞血瘀型4种基本证型进行辨证治疗。

(1)湿热下注型

主症:下腹部或会阴部疼痛不适,小便艰涩,排尿困难,常有余沥,尿频、尿急、尿痛,或血尿、血精,或尿中夹有砂石,排尿时突然中断,尿道窘迫疼痛,口苦口干,大便干结,舌质红,苔薄黄或黄腻,脉弦滑数。

治法:清热利湿,解痉止痛,通淋排石。

方药:八正散加减。海金沙、金钱草各24克,薏苡仁18克,车前子、石韦、栀子、瞿麦各12克,萹蓄、川牛膝、滑石、白芍各15克,大黄9克,三七5克,木通、甘草各6克。

用法:每日1剂,水煎取汁,分早、晚服。

方解：方中木通、车前子、萹蓄、大黄、滑石、栀子、瞿麦取八正散之意，清热利湿通淋；石韦、海金沙、金钱草清热利湿通淋，溶石排石；薏苡仁健脾利水渗湿；三七活血止血，化瘀止痛；川牛膝引诸药下行，通淋排石；白芍解痉止痛；甘草调和众药。上药合用，共成清热利湿、解痉止痛、通淋排石之剂。

注意：湿热下注型是前列腺结石急性发病时较常见的一种临床证型，清热利湿、解痉止痛、通淋排石是最基本的治疗方法，八正散则是基础的方剂。临床中多在八正散的基础上加减用药，常用的药物有川牛膝、石韦、滑石、海金沙、金钱草、车前子、萹蓄、鸡内金等。

（2）脾虚痰凝型

主症：小腹坠胀或伴会阴、尿道疼痛，时欲小便而不得出，尿频或小便不畅，食欲不振，腹胀纳呆，舌质淡暗，苔白腻，脉沉缓。

治法：健脾利湿，化痰软坚，消石排石。

方药：六君子汤加减。海金沙24克，党参、鸡内金、山药、车前子、核桃仁各15克，牡蛎18克，泽泻、白术、郁金、穿山甲、茯苓、陈皮各12克，法半夏9克，甘草6克。

用法：每日1剂，水煎取汁，分早、晚服。

方解：方中党参、白术、茯苓、陈皮、法半夏取六君子汤之意，以益气健脾化湿；山药益气健脾；车前子、泽泻利水消痰；郁金理气止痛；穿山甲活血消癥；牡蛎软坚散结；海金沙、鸡内金利尿泄浊，通淋溶石排石；核桃仁温补肾阳，且能溶化结石；甘草调和诸药。上药配合，共成健脾祛湿、化痰软坚、消石排石之剂。

注意：前列腺结石一旦形成，要想将其排出消除较为困难，治疗的着重点应放在减轻、消除其自觉症状，阻止病情进一步发展上。自我调养在前列腺结石的治疗康复中占有重要地位，可适当多饮开水，饮食宜清淡，忌食肥腻、辛辣之品，戒除饮酒，同时还应节制房事。

（3）肾气亏虚型

主症：小便不通，或点滴不爽，排出无力，尿后余沥，尿频，腰膝酸软，面色㿠白，舌质淡，苔薄白，脉沉弱。

治法：温补肾阳，利尿泄浊，化石排石。

方药：金匮肾气丸加减。黄芪18克，熟地黄、泽泻各12克，茯苓、川牛膝、核桃仁、白术、鸡内金各15克，金钱草、海金沙各24克，山茱萸、附子各9克，肉桂、甘草各6克。

用法：每日1剂，水煎取汁，分早、晚服。

方解：方中肉桂、附子温补肾阳，火旺则阴石得化；熟地黄、山茱萸滋补肝肾，填精补血；白术、泽泻、茯苓益气健脾，渗湿利尿，以助结石排出；黄芪补益中气；核桃仁温补肾阳，且能溶化结石；鸡内金、海金沙、金钱草利尿泄浊，通淋溶石排石；川牛膝引诸药下行，通淋排石；甘草调和诸药。上药合用，共成温补肾阳、利尿泄浊、化石通淋排石之剂。

注意：肾气亏虚型前列腺结石在临床中最为多见，不过常有偏于肾阳虚和肾阴虚的情况存在，二者同中有异，临证时应仔细分析，以免出现失误。上述方药对偏于肾阳虚的患者较为适宜，对于偏于肾阴虚者，则应注意适当加入黄柏、知母、丹皮、生地黄等滋阴清热之品。

（4）气滞血瘀型

主症：情志抑郁或急躁易怒，小便涩滞不通，滴沥不爽，小腹及会阴隐痛、坠胀，舌质暗，苔薄白，脉沉弦。

治法：理气活血止痛，化瘀通淋排石。

方药：石韦散加减。石韦、瞿麦、车前子、郁金、穿山甲、陈皮各12克，滑石、白芍、川牛膝、鸡内金各15克，海金沙、金钱草各24克，莪术、冬葵子各9克，甘草6克。

用法：每日1剂，水煎取汁，分早、晚服。

方解：方中石韦、冬葵子、车前子、滑石、瞿麦取石韦散之意，清热利水，通淋排石；鸡内金、海金沙、金钱草清热利湿通淋，溶石排石；郁金、莪术、陈皮理气止痛，祛瘀行石；川牛膝引诸药下行，通淋排石；穿山甲化瘀消积，排石行石；白芍、甘草缓急止痛，甘草兼能调和诸药。上药合用，具有理气活血止痛、化瘀通淋排石之功效。

注意：前列腺结石一般不表现症状，对静止、无症状、无继发性前列腺疾病的前列腺结石患者，一般不需要治疗。对于多发性结石或较大的单个结石，明显影响排尿、结石合并感染，以及伴发慢性前列腺炎、前列腺增生出现明显症状的患者，则应根据病情进行相应治疗。

# 11 中医如何认识前列腺癌的病因病机？

**咨询：**我父亲近段时间不仅排尿困难，还时常出现血尿，经检查已是前列腺癌晚期，我知道手术治疗已不太现实，准备用中药调理，以缓解病痛、延续生命，听说中医对前列腺癌的发病机制有独特的认识。请问<u>中医如何认识前列腺癌的病因病机？</u>

**解答：**的确，中医和西医不同，中医对前列腺癌的发病机制有独特的认识。前列腺癌是最常见的男性肿瘤之一。前列腺癌早期症状并不典型，较易被忽视，一旦被发现多已属中、晚期。前列腺癌是西医学之病名，在中医学文献中并没有前列腺癌这一病名，根据前列腺癌的临床表现，可将其归属于中医学"癃闭""癥瘕""血尿"等的范畴。

中医认为前列腺癌的病位在膀胱、精室，其主要病因病机为肾气亏虚，痰瘀内阻，湿热下注。

饮食不节，过食膏粱厚味及辛辣之品，嗜酒贪杯，损伤脾胃，湿热蕴毒，痰浊内生，下注于精室，与气血搏结而发生肿块。

长期所欲不遂或欲念过旺，致使肝气郁结，气滞血瘀，瘀血败精交结凝滞，滞留于膀胱、精室，久而久之，则渐成癥瘕积块。

年老体弱，肝肾亏虚，或年壮时房劳过度，损伤肾气，以致肾气亏虚，气化不利，水湿痰浊易于内停；肾气亏虚以致气血运行无力，气血瘀滞，与水浊痰浊等互结，阻于精室，引发结块。肾之阴精不足，阴虚则火旺，灼津为痰，痰浊凝结交阻，也易于渐成积块而引发前列腺癌。

痰瘀湿热浊邪久聚不散，影响精室、膀胱的各种功能，则前列腺癌的众多症状渐次出现。如气血水湿痰浊互结，阻于精室，结于膀胱，阻塞水道，则小便不利或闭而难出；湿热内蕴，热伤血络，或日久气血亏虚，气不摄血，则血溢脉外而出现尿血。

# 12 中医怎样辨证治疗前列腺癌？

**咨询：**我父亲患有前列腺癌，已手术切除治疗，正在进行化疗，听说在化疗期间根据病情的不同，采取中医辨证治疗的方法配合以中药汤剂，能减轻化疗的毒副作用，提高临床疗效，想让我父亲配合服用中药。请问**中医怎样辨证治疗前列腺癌？**

**解答：**根据前列腺癌发病机制和临床表现的不同，中医通常将其分为湿热蕴结型、瘀血内阻型、阴虚内热型以及肾气亏虚型4种基本证型进行辨证治疗。

（1）湿热蕴结型

主症：尿频、尿急、尿痛，排尿不畅，或小便点滴而出，或尿血，会阴、腰骶部疼痛，小腹胀满，舌质红，苔黄腻，脉滑数。

治法：清利湿热，解毒抗癌，化瘀散结。

方药：八正散加减。车前子、滑石、瞿麦、穿山甲、栀子各12克，败酱草18克，大黄9克，萆薢、牡蛎各15克，白茅根24g，白花蛇舌草、半枝莲、薏苡仁各30克，木通、甘草各6克。

用法：每日1剂，水煎取汁，分早、晚服。

方解：方中车前子、瞿麦、滑石、栀子、大黄、木通、甘草取八正散之意，以清热利湿，泻火通淋；败酱草清热解毒，祛瘀止痛；萆薢清泄下焦，利湿化浊；白茅根清热利尿，凉血止血；白花蛇舌草、半枝莲、薏苡仁解毒抗癌；穿山甲活血化瘀消癥；牡蛎软坚散结；甘草兼能调和诸药。上药合用，具有清利湿热、解毒抗癌、化瘀散结之功效。

注意：前列腺癌是一种恶性肿瘤，由于其部位隐蔽，早期难以发现，一旦确诊，多为中晚期，因此，早发展、早治疗是影响患者生存率的关键。治疗前列腺癌的主要方法有手术切除以及化疗、放疗和中医药治疗等，通常肿瘤局限在前列腺包膜内时以手术切除为主，若病变侵犯前列腺包膜以外，则宜采取保守治疗（放疗、化疗、中医药治疗）的方法进行治疗。

（2）瘀血内阻型

主症：小便滴沥不爽，或尿细如线，腰骶及小腹部胀痛不适，舌质紫暗，苔薄少，脉弦细。

治法：化瘀散结，解毒抗癌，通利水道。

方药：桃红四物汤加减。熟地黄、川芎、车前子、白芍、当归、穿山甲、茜草各12克，山药15克，白茅根24g，白花蛇舌草、半枝莲、薏苡仁各30克，桃仁、红花各9克，甘草6克。

用法：每日1剂，水煎取汁，分早、晚服。

方解：方中熟地黄、川芎、白芍、当归、桃仁、红花取桃红四物汤之意，以养血活血化瘀；茜草化瘀止血；白茅根、车前子清热凉血止血，通利水道；白花蛇舌草、半枝莲、薏苡仁解毒抗癌；穿山甲活血化瘀，散结消癥；山药益气健脾补肾；甘草调和众药。上药配合，具有化瘀散结、解毒抗癌、通利水道的作用。

注意：中医药难以根治前列腺癌，只能作为辅助治疗手段与手术、化疗、放疗配合应用，或用于治疗前列腺癌晚期体质较差不宜手术和不能耐受化疗、放疗，以求提高抗病能力，缓解病情，延续生命。临床实践证明，采取中西医结合的方法，取长补短，合理安排中西医有效的治疗手段，充分发挥各种治疗方法的优势，是治疗前列腺癌、提高临床疗效的可靠方法。

（3）阴虚内热型

主症：小腹胀痛，腰膝酸软，低热不退，小便滴沥不畅或点滴不通，舌质红，苔薄黄，脉细数。

治法：养阴清热，解毒抗癌，化瘀散结。

方药：知柏地黄汤加减。知母、黄柏、生地黄、泽泻、茯苓各12克，穿山甲、山药各15克，莪术、丹皮、山萸肉各10克，白花蛇舌草、半枝莲、薏苡仁各30克，白茅根24克，甘草6克。

用法：每日1剂，水煎取汁，分早、晚服。

方解：方中知母、黄柏、山萸肉、山药、丹皮、生地黄、泽泻、茯苓取知柏地黄汤之意，以补益肝肾，养阴清热降火；白茅根清热凉血止血；白花蛇舌草、半枝莲、薏苡仁解毒抗癌；莪术、穿山甲化瘀止痛，散结消癥；甘草调和诸药。上药配合，共成养阴清热，解毒抗癌，化瘀散结之剂。

注意：中医治疗前列癌的方法较多，但就临床来看，尤以根据病情辨证应用中药汤剂较为常用，在进行辨证施治时，可根据病情酌情加用经现代研究证实具有抗癌作用的中药，比如肿节风、藤梨根、石见穿、半枝莲、白花蛇舌草、龙葵等，以提高临床疗效。中医药治疗前列腺癌见效较慢，临证要善于守法守方，切勿朝用夕改，要缓图以功，切不可操之过急。

（4）肾气亏虚型

主症：小便不畅或点滴不通，小腹胀痛，腰膝酸软，疲乏无力，食欲不佳，舌质淡，苔薄少，脉沉细。

治法：补益肾气，解毒抗癌，化瘀散结。

方药：金匮肾气丸加减。熟地黄、泽泻、丹皮各12克，穿山甲、山药、茯苓各15克，淫羊藿、山茱萸、莪术各10克，白花蛇舌草、半枝莲、薏苡仁各30克，黄芪18克，肉桂、附子、甘草各6克。

用法：每日1剂，水煎取汁，分早、晚服。

方解：方中熟地黄、山药、山茱萸、泽泻、茯苓、丹皮、肉桂、附子取金匮肾气丸之意，以滋肾阴，温肾阳，益肾气；白花蛇舌草、半枝莲、薏苡仁解毒抗癌；莪术、穿山甲化瘀止痛，散结消癥；黄芪补益肺肾；淫羊藿温补肾气；甘草调和诸药。上药合用，具有补益肾气、解毒抗癌、化瘀散结之功效，切中肾气亏虚型前列腺癌的发病机制。

注意：前列腺癌早期临床症状不多，常由检查其他前列腺疾病时发现，中医常无证可辨，此时以邪实为主，但正气内虚是其本质，而且常采用手术的方法治疗重伤气血，对此中医治疗应以扶正为主，兼以调整脏腑功能、解毒抗癌。病至晚期正气大伤，"扶正培本"就成为治疗的关键，通过合理的"补益"，使机体状态得到改善，有助于提高抗癌能力，缓解病痛。

# 13 如何选用单方验方治疗前列腺疾病？

**咨询：** 我近段时间总感觉小腹部坠胀隐痛，经检查诊断为前列腺炎，我知道前列腺炎是前列腺疾病中的一种，听说中医治疗疾病方法多、不良反应少，单方验方治疗前列腺疾病的效果就不错，准备试一试。请问如何选用单方验方治疗前列腺疾病？

**解答：** 确实像您所说的那样，中医治疗疾病方法多、不良反应少，单方验方治疗前列腺疾病的效果就不错。您患有前列腺炎，选用单方或验方治疗是可行的。

单方是指药味不多，取材便利，对某些病证具有独特疗效的方剂。在长期的实践中，人们总结有众多的行之有效的治疗急慢性前列腺炎、前列腺增生等前列腺疾病的单方，其方法简单易行，经济实惠，深受广大患者的欢迎。

验方是经验效方的简称。千方易得，一效难求，古今多少名医，毕其一生精力，在探求疾病的治疗中，反复尝试，反复验证，创造了一个个效验良方，此即验方。验方是医务界的同道在继承总结前人经验的基础上，融汇新知，不断创新，总结出的行之有效的经验新方。不断发掘整理名医专家治疗急慢性前列腺炎、前列腺增生等前列腺疾病的经验效方，对于指导临床实践，提高治疗急慢性前列腺炎、前列腺增生等前列腺疾病的临床疗效，无疑有举足轻重的作用。

　　单方验方治疗前列腺疾病效果虽好，也只是中医调治前列腺疾病诸多方法中的一种，若能与针灸、按摩、贴敷、饮食药膳等其他治疗调养方法相互配合，采取综合性的治疗措施，其临床疗效可大为提高。需要说明的是，用于治疗前列腺疾病的单方验方较多，它们各有其适用范围，由于患者个体差异和病情轻重不一，加之部分方剂还含有毒性药物，因此在应用单方验方时，一定要在有经验医师的指导下进行，做到根据病情辨病辨证选方用方，依单方验方的功效和适应证仔细分析、灵活运用，并注意随病情的变化及时调整用药，切忌生搬硬套。

# 14 治疗前列腺疾病常用的单方有哪些？

**咨询：**我最近总感觉会阴部胀痛，尿频、尿急，今天到医院就诊，经检查诊断为前列腺炎。听说前列腺炎是前列腺疾病中最常见者，选用中药单方治疗前列腺炎、前列腺增生等前列腺疾病就有较好疗效，请您给我讲一讲，治疗前列腺疾病常用的单方有哪些？

**解答：**如果应用得当的话，选用中药单方治疗前列腺炎、前列腺增生等前列腺疾病，确实能取得较好的疗效。在长期的实践中，人们总结有众多行之有效的治疗前列腺疾病的中药单方，下面选取常用者，从处方、用法、主治三方面予以介绍，供您参考。

【处方一】

处方：野菊花、蒲公英各 30 克，金银花 12 克，紫花地丁 18 克，黄柏 10 克。

用法：每日 1 剂，水煎取汁，分早、晚 2 次服。

主治：急性前列腺炎。

【处方二】

处方：蒲公英 30 克，黄连、黄柏各 12 克，忍冬藤 60 克。

用法：每日 1 剂，水煎取汁，分早、晚 2 次服。

主治：急性前列腺炎。

【处方三】

处方：车前子 20 克，益智仁、萆薢、乌药各 15 克，石菖蒲 10 克。

用法：每日 1 剂，水煎取汁，分早、晚 2 次服。

主治：慢性前列腺炎。

【处方四】

处方：赤茯苓、沉香各等份。

用法：将赤茯苓、沉香共研为细末，制成散剂，每次 6 克，每日 2 次，温开水送服。

主治：慢性前列腺炎。

【处方五】

处方：桂枝、茯苓、丹皮、桃仁各 10 克，赤芍 15 克。

用法：每日 1 剂，水煎取汁，分早、晚 2 次服。

主治：慢性前列腺炎。

### 〈处方六〉

处方：败酱草、马齿苋、马鞭草各30克，延胡索、生黄芪各15克。

用法：每日1剂，水煎取汁，分早、晚2次服。

主治：湿热蕴结型慢性前列腺炎。

### 〈处方七〉

处方：当归、浙贝母、苦参各15克，滑石15克。

用法：每日1剂，水煎取汁，分早、晚2次服。

主治：湿热蕴结型慢性前列腺炎。

### 〈处方八〉

处方：白花蛇舌草24克，黄柏12克。

用法：每日1剂，水煎取汁，分早、晚2次服。

主治：湿热蕴结型慢性前列腺炎。

### 〈处方九〉

处方：芡实、金樱子各30克，黄柏20克，牛膝10克，苍术5克。

用法：每日1剂，水煎取汁，分早、晚2次服。

主治：脾肾亏虚、湿热下注之慢性前列腺炎。

### 〈处方十〉

处方：丹皮15克，桃仁10克，冬瓜子30克，苍术24克。

用法：每日1剂，水煎取汁，分早、晚2次服，连服1个月。

主治：前列腺增生。

**〈处方十一〉**

处方：核桃仁 15 克，杜仲 12 克，补骨脂 10 克。

用法：每日 1 剂，水煎取汁，分早、晚 2 次服。

主治：肝肾不足型前列腺增生。

**〈处方十二〉**

处方：穿山甲 18 克，肉桂 6 克。

用法：将穿山甲、肉桂共研为细末，制成散剂，每次 6 克，每日 2 次，温开水送服。

主治：气滞血瘀型前列腺结石。

**〈处方十三〉**

处方：石韦 20 克，白芍 30 克，川芎、桃仁、木通各 10 克。

用法：每日 1 剂，水煎取汁，分早、晚 2 次服。

主治：前列腺结石。

**〈处方十四〉**

处方：石韦 20 克，金钱草 30 克，鸡内金、核桃仁各 15 克。

用法：每日 1 剂，水煎取汁，分早、晚 2 次服。

主治：前列腺结石。

**〈处方十五〉**

处方：牛膝、桃仁各等份。

用法：将牛膝、桃仁共研为细末，制成散剂，每次 6 克，每日2次，温开水送服。

主治：气滞血瘀型前列腺结石。

## 15 治疗急性前列腺炎常用的验方有哪些？

**咨询：** 我最近几天总感觉会阴部胀痛，尿频、尿急、尿痛，经检查诊断为急性前列腺炎。听说有一些验方治疗急性前列腺炎的效果不错，我朋友的急性前列腺炎就是用验方治好的，我准备试一试，麻烦您给我介绍一下，治疗急性前列腺炎常用的验方有哪些？

**解答：** 用于治疗急性前列腺炎的验方有很多，如果恰当使用的话，效果不错。需要注意的是，每个验方都有其适用范围，选用验方一定要由有经验的医师作指导，切不可自作主张、生搬硬套地选用，以免引发不良事件。下面给您介绍几则治疗急性前列腺炎的验方，您可咨询一下当地的医生，看是否可以选用。

（1）苓薏败酱汤

药物组成：土茯苓25克，薏苡仁、败酱草各20克，石韦、萹蓄、瞿麦、滑石（另包先下）各15克，王不留行10克。畏寒发热者加金银花、连翘各10克；小腹坠胀者加川楝子、延胡索、乌药各10克；有血尿者加白茅根30克，小蓟、蒲黄炭各10克。

应用方法：每日1剂，水煎取汁，分早、晚服，10日为1个疗程。

功效主治：清热利湿解毒，消炎利尿通淋。主治急性前列腺炎。

（2）升清降浊汤

药物组成：柴胡8克，升麻6克，桔梗9克，茯苓、猪苓、车前子（另包）、木通、泽泻各10克。湿热甚者加苍术、黄柏、蚕沙、金银花各10克。

应用方法：每日1剂，水煎取汁，分早、晚服，10日为1个疗程。

功效主治：清热利湿解毒，升清降浊通淋。主治湿热型急性前列腺炎（白浊）。

（3）八正散加减方

药物组成：萹蓄、瞿麦各20克，木通、大黄（后入）、山栀子、生甘草各10克，车前子15克，滑石、金银花、虎杖各30克。热毒甚者加败酱草30克，蒲公英15克；小便混浊者加萆薢15克，黄柏10克；小便带血者加生地黄、白茅根各30克。

应用方法：每日1剂，水煎服。

功效主治：清热利湿，泻火解毒，利尿通淋。主治急性前列腺炎。

（4）活血清热抗炎汤

药物组成：栀子12克，萹蓄、瞿麦、赤芍、王不留行各15克，木通9克，败酱草30克。

应用方法：每日1剂，水煎服，同时配合口服诺氟沙星胶囊（每次0.2克，每日3次），10日为1个疗程。

功效主治：清热化湿，活血祛瘀，解毒抗炎。主治急性前列腺炎。

（5）清热利湿解毒方

药物组成：瞿麦、萹蓄、车前子、滑石各15克，金银花、败酱草、连翘、蒲公英各12克，大黄、栀子、木通各9克，甘草梢6克。尿液混浊者加土茯苓、萆薢各15克；血尿者加白茅根、小蓟各15克；会阴坠痛者加延胡索、川楝子各10克。

应用方法：每日1剂，水煎服。同时注意卧床休息，大量饮水，应用抗生素控制感染（头孢曲松钠注射液4.0克，加入5%葡萄糖注射液500毫升中，静脉滴注，每日1次，氧氟沙星注射液0.2克，静脉滴注，每日1次）。

功效主治：清热利湿，泻火解毒，利尿通淋，抗菌消炎。主治急性前列腺炎。

（6）自拟前列平炎汤

药物组成：黄柏、龙胆草、萹蓄、瞿麦、车前子、赤芍各15克，栀子、川牛膝各12克，红藤、白花蛇舌草、滑石各30克，木通、大黄各6克，琥珀（研末冲服）、甘草梢各5克。发热甚者加石膏、金银花各30克，知母15克；兼有血尿者加白茅根、小蓟各30克，蒲黄12克，茜草15克；尿痛甚者加川楝子、延胡索各15克；有酿脓之势者加穿山甲、王不留行、皂角刺各15克。

应用方法：每日1剂，水煎取汁，分3次服。同时配合外用药紫金锭栓（紫金锭研末与混合脂肪酸甘油酯制成栓剂，每枚2克，含紫金锭1.2克）2枚纳肛门内，早、晚各1次；口服西药左氧氟沙星胶囊（体温较高、血常规检查白细胞升高者，先用左氧氟沙星注射液0.4克，静脉滴注，每日1次，待体温正常后改为口服），每次 0.2 克，每日 2 次。治疗 2 周为 1 个疗程。

功效主治：清热解毒，利湿通淋，消肿止痛。主治急性前列腺炎。

（7）清热利湿解毒汤

药物组成：萹蓄、红花、王不留行各 15 克，瞿麦、栀子各 12 克，黄芩、黄柏、败酱草、柴胡、牛膝各 10 克，白茅根、白花蛇舌草、半枝莲、丹参、郁金各 30 克。湿热重者加生薏苡仁、黄柏、苍术；尿痛重者加川楝子、延胡索；腰痛其者加杜仲、续断；发热重者加生石膏、金银花、连翘、知母。

应用方法：每日 1 剂，水煎取汁，分早、晚服，同时配合中药保留灌肠（取地丁 50 克，败酱草、延胡索各 30 克，路路通 15 克，龙胆草、当归、侧柏叶、白芥子、浙贝母、玄参各 10 克。将上述中药水煎 2 次，每次取汁液 100 毫升，两汁混合后用纱布过滤，每次取 100 毫升，保留灌肠，每日早晚各 1 次），10 日为 1 个疗程。

功效主治：清热利湿解毒，活血消肿散结。主治急性前列腺炎。

（8）中药消炎保留灌肠方

药物组成：黄芪、木通、穿山甲、金樱子、生甘草各 10 克，地龙 15 克。

应用方法：取上药 1 剂，加入清水适量，煎取药液 300 毫升，保留灌肠，每日 1 次，10 次为 1 个疗程。同时配合静脉给予头孢类及喹诺酮类药物治疗 7 天。

功效主治：化瘀散结，清热解毒消炎。主治急性前列腺炎。

# 16 治疗慢性前列腺炎常用的验方有哪些？

**咨询：** 我最近总感觉会阴部胀痛不适，尿频、尿道灼热，经检查诊断为慢性前列腺炎，医生建议用中药保留灌肠的方法治疗，因为太麻烦我不想用中药保留灌肠，听说有些验方治疗慢性前列腺炎效果不错。请问<u>治疗慢性前列腺炎常用的验方有哪些</u>？

**解答：** 用于治疗慢性前列腺炎的验方有很多，下面选择临床较常用者，从药物组成、应用方法、功能主治三方面予以介绍，希望对您有所帮助。

（1）前癃通汤

药物组成：黄芪20克，丹参、赤芍、蒲黄、延胡索、三棱、王不留行各15克，三七5克。胀痛明显者加郁金、橘络各10克；腰酸明显者加杜仲15克，牛膝10克；早泄者加金樱子、菟丝子各10克；神疲乏力明显者加枸杞子15克，白术10克；尿后滴白多者加萆薢10克，土茯苓15克。

应用方法：每日1剂，水煎2次，分早、晚温服，4周为1个疗程。服药期间忌烟酒、辛辣及刺激性食物，清心寡欲，节制房事。

功效主治：益气利水，活血化瘀。主治慢性非细菌性前列腺炎。

（2）三草安前汤

药物组成：金钱草 30 克，益母草、白花蛇舌草各 15 克，王不留行、红藤、虎杖、丹参各 10 克。

应用方法：每日 1 剂，水煎服，1 个月为 1 个疗程。

功效主治：清利湿热，活血化瘀。主治慢性非细菌性前列腺炎。

（3）搜风解毒汤

药物组成：土茯苓 30 克，薏苡仁、金银花、木瓜、白鲜皮各 15 克，皂荚子、防风各 12 克，木通 6 克。气虚加人参、黄芪各 15 克；血虚加当归、熟地黄各 15 克；阳虚加淫羊藿、巴戟天各 15 克；阴虚加女贞子、墨旱莲各 15 克；血瘀加川牛膝 15 克，川芎 12 克。

应用方法：每日 1 剂，水煎服，10 天为 1 个疗程。

功效主治：利湿清热，搜风解毒。主治慢性前列腺炎。

（4）王不留行汤

药物组成：王不留行 15 克，三棱、莪术、川牛膝、赤芍、丹皮、延胡索、丹参、桃仁、皂刺各 10 克，炮山甲、红花、川芎各 6 克。湿热加黄柏、栀子各 15 克，滑石、马齿苋各 30 克；肝肾阴虚加熟地黄 20 克，山茱萸 15 克；肝郁气滞加川楝子、制香附各 12 克；肾阳虚加肉桂 5 克，熟附子 6 克。

应用方法：每日 1 剂，水煎取汁计 250 毫升左右，分早、晚 2 次服，1 个月为 1 个疗程。

功效主治：活血化瘀，散结止痛。主治慢性前列腺炎。

（5）三妙散加味方

药物组成：黄柏、苍术、车前子、车前草、瞿麦、萹蓄、石韦、萆薢、川牛膝、土茯苓、荠菜花、当归、川芎各 15 克，生黄芪30克。

应用方法：每日1剂，水煎取汁计300毫升，分早、晚2次服。

功效主治：清热利湿，利尿通淋，补肾活血。主治湿热型慢性前列腺炎。

（6）自拟前列舒通方

药物组成：柴胡、枳壳、没药、五灵脂、白芍各10克，甘草6克，郁金、夜交藤、延胡索各15克，丹参、败酱草、土茯苓、白花蛇舌草各20克。小便灼热刺痛者加车前子、萆薢各12克；会阴部疼痛甚者加桃仁、王不留行各10克；夜寐不安者加酸枣仁、远志各10克；腰膝怕冷者加淫羊藿、巴戟天各9克。

应用方法：每日1剂，水煎取汁，分早、晚2次服，1个月为1个疗程。

功效主治：疏肝解郁，理气活血，清热利湿。主治慢性前列腺炎。

（7）河车六味地黄汤

药物组成：紫河车6克（研末兑服），熟地黄、山药各20克，黄芪、白花蛇舌草各30克，丹皮、山茱萸、泽泻、茯苓、黄柏、桃仁、红花、橘核、荔枝核各15克，水蛭3克（研末兑服）。尿频、尿急重者加桑寄生15克，金樱子20克；盆腔耻骨上区及外生殖区域不适或疼痛较重者加三棱、莪术各10克。

应用方法：每日1剂，水煎服，30日为1个疗程，治疗2个疗程。

功效主治：滋补肝肾，清利湿热，活血化瘀。主治慢性非细菌性前列腺炎。

（8）化湿祛瘀排毒汤

药物组成：木通、车前子、萹蓄、瞿麦、栀子、怀牛膝、薏苡仁、黄柏、皂刺、白芍各 10 克，石韦、王不留行、三棱、莪术、野菊花、地丁、土茯苓各 15 克，川芎 30 克，甘草 6 克。

应用方法：每日 1 剂，水煎取汁，分 3 次服，15 日为 1 个疗程。治疗期间忌烟酒、海鲜、花椒等辛辣温燥刺激性食物。

功效主治：祛湿排毒，活血化瘀。主治慢性前列腺炎。

# *17* 治疗前列腺增生常用的验方有哪些？

**咨询：** 我最近总感觉尿频、排尿困难，尿末滴沥，经检查诊断为前列腺增生，曾服用普乐安胶囊半个月，症状无明显改善。听说有一些验方能治疗前列腺增生，缓解前列腺增生引起的尿频、排尿困难，我准备试一试，请问治疗前列腺增生常用的验方有哪些？

**解答：** 正像您听说的那样，有一些验方能治疗前列腺增生，缓解前列腺增生引起的尿频、排尿困难等症状。下面介绍几则治疗前列腺增生常用的验方，供您参考。

（1）通关汤

药物组成：当归、桑白皮、白檀香、黄柏、猪苓、木贼草、萆薢、肉苁蓉各 20 克，黄芪 30 克，王不留行、炮山甲（研末冲）各 10 克，琥珀 6 克（冲）。

应用方法：每日1剂，水煎2次，共取汁约400毫升，分早、晚2次服，60日为1个疗程。

功效主治：活血祛瘀，化痰通络，益气助阳。主治前列腺增生。

（2）消癃通闭汤

药物组成：王不留行20克，淫羊藿、牛膝各15克，黄芪60克，穿山甲、酒大黄、夏枯草各10克，牡蛎30克，补骨脂12克。

应用方法：每日1剂，水煎取汁，分2次服，4周为1个疗程。

功效主治：温肾化气，祛瘀通络，散结消癃。主治前列腺增生。

（3）温宣通淋方

药物组成：补骨脂、覆盆子、菖蒲、白芍、当归各15克，乌药、瞿麦、桑白皮、冬葵子各10克，益智仁、石韦、车前子、黄柏、王不留行各12克，肉桂、桔梗、甘草各6克。

应用方法：每日1剂，水煎2次，共取汁液400毫升，分2次饭前温服，4周为1个疗程，观察1~3个疗程。

功效主治：温肾固精，通淋利窍，化瘀散结。主治前列腺增生。

（4）益肾通瘀汤

药物组成：炙黄芪50克，熟地黄、枸杞子、刘寄奴、海金沙各20克，山药、王不留行各30克，山茱萸、琥珀、沉香、甘草各10克。

应用方法：2日1剂，水煎服，症状缓解后研粉改为散剂，每次9克，每日2~3次，温开水送服，1个月为1个疗程，连服3个疗程。

功效主治：补益肾气，祛瘀散结，畅通水道。主治前列腺增生。

（5）益气通闭汤

药物组成：黄芪、熟地黄各30克，白术、薏苡仁各20克，炙甘草8克，枳壳12克，升麻、淫羊藿、柴胡、穿山甲（研末冲）、水蛭（研末冲）、白芥子各10克，党参25克，浙贝母、当归、车前子各15克。血尿者加小蓟、大蓟、白茅根各20克；尿路感染者加金钱草25克，萹蓄、瞿麦各20克；小便不畅甚者加木通20克，桔梗15克；腰膝酸软者加骨碎补20克，杜仲、续断各15克。

应用方法：2日1剂，每剂中药加水3次，共煎取药液约900毫升，每日3次，每次约150毫升，饭前1小时温服，1个月为1个疗程，共治疗2个疗程。

功效主治：健脾补肾，活血祛瘀，化痰散结，利尿通闭。主治前列腺增生。

（6）温肾益气汤

药物组成：熟地黄24克，山药、山萸肉各12克，丹皮、泽泻、茯苓各9克，附子、肉桂各6克，淫羊藿、巴戟天、海金沙各15克，沉香5克。合并泌尿系感染者减附子、肉桂，加金钱草、白茅根、车前子各12克；尿潴留者先导尿缓解症状。

应用方法：每日1剂，水煎2次，共取汁400毫升，分2次温服，15日为1个疗程。

功效主治：补益肾气，助其气化，通利水道。主治前列腺增生。

（7）加味芍药甘草汤

药物组成：白芍 30 克，甘草、红花、穿山甲片（炮）各 10 克，丝瓜络、败酱草各 20 克，牛膝 15 克，附子（先煎）6 克。

应用方法：每日 1 剂，水煎服，1 个月为 1 个疗程，连续治疗 2 个疗程。

功效主治：柔肝缓急。温阳补肾，化瘀清热，软坚散结。主治前列腺增生。

（8）加味知柏坤草汤

药物组成：知母、黄柏、杏仁、炮山甲各 10 克，生大黄 5 克，丹参 30 克，怀牛膝 15 克，益母草 50 克。肾阳虚者加服八味地黄丸；肾阴虚者加服六味地黄丸。

应用方法：每日 1 剂，水煎取汁，分早、晚饭后半小时温服，4 周为 1 个疗程。

功效主治：清热利湿，活血利尿，补肾温阳。主治良性前列腺增生。

# 18 治疗前列腺结石常用的验方有哪些？

**咨询：** 我今年 53 岁，最近一段时间总感觉会阴部胀痛不适，尿频、排尿困难，今天到医院就诊，经检查彩超等，诊断为前列腺结石，听说有些验方治疗前列腺结石的效果不错，想了解一下。请问治疗前列腺结石常用的验方有哪些？

**解答：**用于治疗前列腺结石的验方有很多，如果恰当使用，效果确实不错。下面给您介绍几则治疗前列腺结石常用的验方，希望对您有所帮助。

（1）大分清饮

药物组成：山栀子、茯苓、猪苓、泽泻、车前子、玉竹各10克，木通、枳壳、大黄各6克。

应用方法：每日1剂，水煎取汁，分2次服。

功效主治：清热利湿，通利膀胱。主治膀胱湿热型前列腺结石。

（2）二草排石汤

药物组成：猫须草60克，金钱草、海金沙（包煎）、山药各30克，琥珀（研末冲服）、延胡索、枣皮、石韦各15克，牛膝、黄柏、熟地黄、茯苓各20克，丹皮、车前子各12克，丹参18克。

应用方法：每日1剂，水煎取汁，分3次服。

功效主治：补肾固本，清利湿热，化石通淋，活血止痛。主治前列腺结石。

（3）五苓化石饮

药物组成：猪苓、茯苓、白术、桂枝、乌药、鸡内金、甘草各10克，金钱草、泽泻各30克，海金沙15克，炮山甲6克。年龄偏大、肾气亏虚，腰痛明显者，加杜仲、续断各12克；肾阳不足者，加制附片6克；肾阴虚损者，加生地黄12克；气虚者，加黄芪18克；湿热偏盛、舌苔黄腻者，加苍术、黄柏各9克。

应用方法：每日1剂，水煎取汁，分2次服。

功效主治：益肾补虚，清利下焦，化石排石。主治前列腺结石。

（4）利水通淋排石汤

药物组成：宣木瓜 30 克，当归身、海金沙（包）各 9 克，赤芍、白芍各 45 克，炙甘草 10 克，金钱草 90 克，瞿麦、萹蓄、石韦、白茅根、淡竹叶各 6 克，滑石（包）12 克，车前子（包）15 克。

应用方法：取 3 剂进行短程利水通淋方案治疗，每剂中药加水 1500 毫升，煎成 400 毫升，每次服 200 毫升，日服 2 次，早饭、午饭后半小时服药，共服药 6 次。嘱服药后半小时多饮开水，争取在治疗期间白天每半小时内解小便 1 次，服药 3 日后即行 B 超、腹部 X 线平片检查。

功效主治：利水通淋排石，解痉缓急止痛。主治前列腺结石。

（5）桃仁承气汤加味方

药物组成：桃仁、牛膝各 15 克，芒硝、桂枝、石韦各 10 克，大黄、沉香、甘草各 6 克。

应用方法：每日 1 剂，水煎取汁，分 2 次服。

功效主治：祛瘀散结，通利小便。主治尿路阻塞型前列腺结石。

# 19 如何正确煎煮中药汤剂？

**咨询：** 我最近总感觉会阴部胀痛不适，小便短赤灼热，经检查诊断为慢性前列腺炎。我知道中药治疗慢性前列腺炎的效果不错，准备用中药调治，听说煎煮中药很有讲究，如果煎煮方法不当，再好的中药也难以取得满意的疗效。请问**如何正确煎煮中药汤剂？**

**解答：** 汤药是临床最常采用的中药剂型，正像您听说的那样，煎煮汤药的方法直接影响药物的疗效。为了保证临床用药能获得预期的疗效，煎煮中药汤剂必须采用正确的方法。要正确煎煮中药，应注意以下几点：

（1）煎药器具的选择：煎煮中药最好选择砂锅、砂罐，因其不易与药物成分发生化学反应，并且导热均匀，传热较慢，保暖性能好，可慢慢提高温度，使药内有效成分充分释放到汤液中来。其次也可选用搪瓷制品。煎煮中药忌用铁、铜、铝等金属器具。

（2）煎药用水的选择：煎药用水必须无异味、洁净、澄清，含无机盐及杂质少，以免影响口味、引起中药成分的损失或变化。

（3）煎煮时加水多少：煎药用水量应根据药物的性质、患者的年龄及用途而定。加水量应为饮片吸水量、煎煮过程中蒸发量以及煎煮后所需药液量的总和。一般用水量为将饮片适当加压后，液面淹没过饮片约 2 厘米为宜。质地坚硬、黏稠或需要久煎的药物，加水量可比一般药物略多；质地疏松或有效成分容易挥发、煎煮时间较短的药物，则液面淹没药物即可。

（4）煎煮前如何浸泡：中药饮片煎前浸泡，既有利于有效成分的充分溶出，又可缩短煎煮时间。多数药物宜用冷水浸泡，一般药物可浸泡 20~30 分钟，以果实、种子为主的药可浸泡 1 小时左右。夏季气温较高时，浸泡的时间不宜过长，以免腐败变质。

（5）煎煮的火候和时间：煎煮中药的火候和时间应根据药物的性质和用途而定。煎一般药宜先武火后文火，即未沸前用大火，沸后用小火保持微沸状态。解表药及其他芳香性药物，一般用武火迅速煮沸，之后改用文火维持 10~15 分钟即可。有效成分不易煎出的矿物类、骨角类、贝壳类、甲壳类药及补益药，一般宜文火久煎，通常是沸后再煎 20~30 分钟，以使有效成分充分溶出。第二煎则通常较第一煎缩短 5~10 分钟。

（6）如何榨渣取汁：汤剂煎成后应榨渣取汁，因为一般药物加水煎煮后都会吸附一定的药液，同时已经溶入药液的有效成分可能被药渣再吸附。如药渣不经压榨取汁就抛弃，会造成有效成分的损失。

（7）煎煮的次数：煎药时药物有效成分首先会溶解进入药材组织的水溶液中，然后再扩散到药材外部的水溶液中，到药材内外溶液的浓度达到平衡时，因渗透压平衡，有效成分就不再溶出了，这时只有将药液滤出，重新加水煎煮，有效成分才能继续溶出。为了充分利用药材，避免浪费，使药物有效成分充分溶出，每剂中药不可煎 1 次就弃掉，最好是煎两次或三次。

（8）入药方法：一般药物可以同时入煎，但部分药物因其性质、性能及临床用途的不同，所需煎煮的时间不同，所以煎煮中药汤剂还应讲究入药的方法，以保证药物应有的疗效。入药方法有先煎、后下、包煎、另煎、烊化及冲服等。

先煎：凡质地坚硬、在水里溶解度小的药物，如矿物类的磁石、寒水石，贝壳类的牡蛎、石决明等，应先入煎一段时间，再纳入其他药物同煎；川乌、附子等药，因其毒性经久煎可以降低，也应先煎，以确保用药安全。

后下：凡因其有效成分煎煮时容易挥发、扩散或破坏而不耐煎煮者，如发汗药薄荷、荆芥，芳香健胃药白蔻仁、茴香，以及大黄、番泻叶等宜后下，待他药煎煮将成时投入，煎沸几分钟即可。大黄、番泻叶等药有时甚至可以直接用开水冲泡服用。

包煎：凡药材质地过轻，煎煮时易飘浮在药液面上，或呈糊状，不便于煎煮及服用者，如蒲黄、海金沙等，应用布包好入煎。药材较细，又含淀粉、黏液质较多的药，如车前子、葶苈子等，煎煮时容易粘锅、糊化、焦化，也应包煎。有些药材有毛，对咽喉有刺激性，如辛夷、旋覆花等，也要用纱布包裹入煎。

另煎：人参等贵重药物宜另煎，以免煎出的有效成分被其他药渣吸附，造成浪费。

烊化：有些药物，如阿胶、蜂蜜、饴糖等，容易黏附于其他药物的药渣中或锅底，既浪费药物，又容易焦煳，宜另行烊化后再与其他药汁兑服。

冲服：入水即化的药，如竹沥等汁性药物，宜用煎好的其他药液或开水冲服。价格昂贵的药物，不易溶于水及加热易挥发的药物，如牛黄、朱砂、琥珀等，也宜冲服。

# 20 如何选择治疗前列腺疾病的中成药?

**咨询:** 我患前列腺炎已有一段时间,正在服用中药汤剂治疗,效果不错,可天天煎煮中药不太方便,准备改用中成药。听说治疗前列腺炎、前列腺增生等前列腺疾病的中成药有很多,选择使用也有讲究,请您给我讲一讲,如何选择治疗前列腺疾病的中成药?

**解答:** 用于治疗前列腺疾病的中成药的确有很多,它们各有不同的使用范围,临床上如何选择使用,直接关系到治疗效果,作为前列腺疾病患者,了解一些这方面的知识很有必要。

通常情况下,前列腺疾病患者应根据医生的医嘱选择使用中成药,在选用中成药前,首先要仔细阅读说明书,了解其功效和主治,之后根据具体的病情,有的放矢地使用。

(1)医生指导:虽然相对西药而言,中成药的毒副作用要低得多,但是由于中成药有其各自的功效、适应证,若药不对症,不仅无治疗作用,反而会加重病情,甚至引发不良反应,因此急慢性前列腺炎、前列腺增生等前列腺疾病患者在选用中成药时,一定要请教一下医生,在医生的指导下选用。

(2)阅读标签:大凡中成药,在其外包装上都有标签,有的还有说明书,不论是标签还是说明书,其上面都能提供该药的功效、适应证、用法用量、注意事项等,仔细阅读中成药上面的标签和说明书，对正确选用中成药大有好处。

（3）辨病选药：即根据急慢性前列腺炎、前列腺增生等前列腺疾病的诊断选药，这些药物一般无明显的寒热偏性，只要诊断为前列腺疾病，辨明是前列腺炎、前列腺增生等，就可根据情况选择应用。

（4）辨证选药：即根据急慢性前列腺炎、前列腺增生等前列腺疾病患者的发病机制和临床表现的不同，通过辨证分型，确立相应的治则，之后根据治疗原则选取中成药。绝大多数中成药是针对不同证型而设的，只有用于适宜的证型才能发挥最好的疗效。要做到辨证选药，既要了解药性，也要清楚中成药的药物组成、功能主治，还要掌握辨证论治的方法。

（5）综合选药：即综合考虑急慢性前列腺炎、前列腺增生等前列腺疾病患者的病、证、症来选择适宜的中成药。有时患者可表现为多种证型的复杂情况，且症状也较突出，故要选用两种或几种药物进行治疗。随着治疗的进展，证、症均会发生改变，治疗选药也要作相应的调整。

## *21* 治疗前列腺疾病常用的中成药有哪些？

**咨询：** 我今年67岁，最近一段时间总感觉排尿困难，尿末滴沥，今天到医院就诊，经检查诊断为前列腺增生，听说有一些中成药，治疗前列腺炎、前列腺增生等前列腺疾病的效果不错，想要试一试。请问治疗前列腺疾病常用的中成药有哪些？

**解答：** 用于治疗前列腺疾病的中成药有很多，它们各有不同的适用范围，下面选取临床较常用者，从药物组成、功能主治、用法用量、注意事项几方面逐一给您介绍。您要切记，如果要用的话，一定要在医生的指导下选用，以免引发不良事件。

（1）男康片

药物组成：白花蛇舌草、赤芍、熟地黄、肉苁蓉、甘草、蒲公英、鹿衔草、败酱草、黄柏、红花、鱼腥草、淫羊藿、覆盆子、白术、黄芪、菟丝子、紫花地丁、野菊花、当归。

功效主治：补肾益精，活血化瘀，利湿解毒。用于肾精亏损，瘀血阻滞，湿热蕴结引起的慢性前列腺炎。

用法用量：每次 4~5 片（每片 0.32 克），每日 3 次，温开水送服。

注意事项：脾胃虚寒者慎用。

（2）癃清片

药物组成：金银花、黄柏、白花蛇舌草、丹皮、泽泻。

功效主治：清热解毒，凉血通淋。用于热淋引起的尿频、尿急、尿痛、尿短、腰痛、小腹坠痛等。

用法用量：每次 4~8 片（每片 0.6 克），每日 3 次，温开水送服。

注意事项：本品苦寒，体虚胃寒者不宜用。

（3）蛾苓丸

药物组成：雌性柞蚕蛾等。

功效主治：扶正培元，健脾安神，补肝益肾。用于淋证（男性前列腺增生）及妇女更年期综合征。

用法用量：每次 9~12 丸（每 10 丸重 2.1 克），每日 2 次，温开水送服。

注意事项：本品以补益为主，湿热壅盛、尿闭不通者非本方所适宜。妇女更年期综合征属于阴虚火旺者不宜用。

（4）五淋丸

药物组成：海金沙、木通、栀子、黄连、石韦、茯苓、琥珀、熟地黄、白芍、川芎、当归、甘草。

功效主治：清热利湿，分清止淋。用于下焦湿热引起的尿频、尿急、小便涩痛，浑浊不清等。

用法用量：每次6克（每100粒重6克），每日2次，温开水送服。

注意事项：孕妇慎服。

（5）前列通片

药物组成：前列通干浸膏、八角茴香油、肉桂油、琥珀。

功效主治：清热解毒，清利湿浊，理气活血，消炎止痛，祛瘀通淋。用于急性前列腺炎、前列腺增生。

用法用量：每次4片（每片0.35克），每日3次，温开水送服，30~45日为1个疗程。

注意事项：前列腺炎以肾虚为主者不宜用；前列腺增生出现严重尿潴留非手术不能解除者非本品所适宜。

（6）前列舒丸

药物组成：熟地黄、薏苡仁、冬瓜仁、山萸肉、山药、丹皮、苍术、桃仁、泽泻等。

功效主治：扶正固本，滋阴益肾，利尿。用于慢性前列腺炎、前列腺增生症见尿频、尿急、尿滴沥、血尿等者。

用法用量：每次6克（每10丸重3克），每日2~3次，温开水送服。

注意事项：尿闭不通者不宜用。

（7）野菊花栓

药物组成：野菊花。

功效主治：抗菌消炎。用于前列腺炎及慢性盆腔炎等。

用法用量：每次1粒（每粒重2.4克），每日1~2次，肛门给药。

注意事项：于阴凉干燥处保存。

（8）普乐安胶囊

药物组成：油菜花花粉经适宜加工制成的胶囊。

功效主治：补肾固本。用于肾气不固，腰膝酸软，尿后余沥或失禁，以及慢性前列腺炎、前列腺增生具有上述证候者。

用法用量：每次4~6粒（每粒0.375克），每日3次，温开水送服。

注意事项：本品只适合肾虚证患者，凡是实热、湿热、瘀血等证不宜使用。对本品过敏者忌用。

（9）复方石韦片

药物组成：石韦、黄芪、苦参、萹蓄。

功效主治：清热燥湿，利尿通淋。用于小便不利，尿频、尿急、尿痛，下肢浮肿等。也用于急慢性肾炎、肾盂肾炎、膀胱炎、前列腺炎、尿道炎见上述症状者。

用法用量：每次5片（每片0.35克），每日3次，温开水送服，15日为1个疗程。

注意事项：本品苦寒，体质虚寒者不宜用。

（10）泌尿宁颗粒

药物组成：柴胡、五味子、萹蓄、黄柏、白芷、续断、桑寄生、苘麻子、甘草。

功效主治：清热通淋，利尿止痛，补肾固本。用于热淋，小便赤涩热痛，以及泌尿系感染等。

用法用量：每次1袋（每袋重12克），每日3次，开水冲服。

注意事项：体虚胃寒者不宜用。

（11）肾石通冲剂

药物组成：金钱草、王不留行、瞿麦、萹蓄、延胡索、鸡内金、丹参、木香、海金沙、牛膝。

功效主治：清热利湿，活血止痛，化石排石。用于肾结石、膀胱结石、输尿管结石、前列腺结石等。

用法用量：每次1袋（每袋重12克），每日2次，开水冲服。

注意事项：孕妇禁服。

（12）前列回春胶囊

药物组成：枸杞子、菟丝子、淫羊藿、鹿茸、五味子、穿山甲、王不留行、虎杖、地龙、蜈蚣、木通、车前子、萹蓄、茯苓、黄芪、黄柏、白花蛇舌草、甘草等。

功效主治：益肾回春，活血通淋，清热解毒。用于慢性前列腺炎以及由前列腺炎引起的尿频、尿急、尿道涩痛，淋浊，阳痿早泄等。

用法用量：每次5粒（每粒0.3克），每日2~3次，温开水送服。

注意事项：极少数患者在服药后偶见口干或消化道不适症状。

# 22 针灸治疗前列腺疾病有什么作用?

**咨询：** 我今年 54 岁，患前列腺炎已有一段时间，中药、西药没少吃，效果都不太好，上网查询看到针灸治疗前列腺炎、前列腺增生等前列腺疾病的效果不错，想进一步了解一下。请问<u>针灸治疗前列腺疾病有什么作用?</u>

**解答：** 这里首先告诉您，针灸治疗前列腺炎、前列腺增生等前列腺疾病确实有一定疗效。您想了解针灸治疗前列腺疾病有什么作用，首先要知道针灸疗法。"针"是指"针刺"，是利用各种针具刺激穴位以治病的方法；"灸"是指"艾灸"，是用艾绒在穴位上燃灼或熏熨来治病的方法。《灵枢·官能》中说："针所不为，灸之所宜。"《医学入门》中也说：凡病"药之不及，针之不到，必须灸之。"艾灸可以弥补针刺之不足，针刺和艾灸常配合应用，故常针灸并称。

针灸确实能治疗前列腺炎、前列腺增生等前列腺疾病。前列腺疾病患者通过针刺和艾灸相应的穴位，借助针刺对穴位的刺激作用，以及艾灸的热力、药力等作用，能疏通经络，活血化瘀，调和阴阳气血，调整脏腑功能，具有补肾健脾、滋阴助阳、益肾填精、清热利湿、固肾涩精、疏肝解郁等多种功效，能改善或消除前列腺疾病患者腰部酸痛、下腹胀满不适、小便淋涩等诸多症状，促使前列腺疾病顺利康复。针灸治疗前列腺疾病的作用主要体现在调和阴阳、扶正祛邪和疏通经络等方面。

（1）调和阴阳：阴阳平衡是机体保持正常生理状态的根本保证，如果机体阴阳平衡失调，脏腑功能紊乱，诸如出现肝肾阴虚、肾虚精亏、精关不固、肾阳虚衰、命门火衰、湿热下注等，则可罹患前列腺炎、前列腺增生等前列腺疾病。针灸治疗前列腺疾病的关键，就在于根据辨证结果的不同来调节阴阳的偏盛偏衰，使机体阴阳归于新的平衡，达到"阴平阳秘"，恢复其正常的生理功能的目的。

（2）扶正祛邪：扶正就是扶助正气，增强抗病能力；祛邪就是祛除致病的因素。前列腺炎、前列腺增生等前列腺疾病的发生、发展，通常是正邪相争的过程，针灸可以扶正祛邪，可收到补肾健脾、滋阴助阳、益肾填精、清热利湿、固肾涩精、疏肝解郁等多种功效，能改善或消除前列腺疾病患者腰部酸痛、下腹胀满不适，以及尿频、尿急、尿痛、尿闭等诸多症状，促使前列腺疾病顺利康复。大凡针刺补法和艾灸皆有扶正之作用，针刺泻法和放血有祛邪的作用。当然，临证时必须结合腧穴的特殊性来考虑，只有根据病情恰当取穴，才能达到应有的治疗效果。

（3）疏通经络：人体的经络"内属于脏腑，外络于肢节"，十二经的分布，阳经在四肢之表，属于六腑，阴经在四肢之里，属于五脏，并通过十五络的联系，沟通表里，组成气血循环的通路，维持着人体正常的生理功能。经络和气血及脏腑之间有密切的联系，前列腺炎、前列腺增生等前列腺疾病的发生与气血失和、脏腑失调有关，这些病理特征可以反映在经络上，并可以通过针灸调节经络与脏腑气血的平衡，从而改善或消除前列腺疾病患者腰部酸痛、下腹胀满不适，以及尿频、尿急、尿痛、尿闭等诸多症状，促使前列腺疾病顺利康复。

# 23 治疗前列腺疾病常用的针灸处方有哪些?

**咨询:** 我患有前列腺炎,正在进行针灸治疗,针刺的穴位是膀胱俞、阴陵泉、中极和行间穴,听说针灸治疗前列腺炎、前列腺增生等前列腺疾病可选用不同的穴位,有很多好的处方,我想了解一下。请您给我讲一讲,**治疗前列腺疾病常用的针灸处方有哪些?**

**解答:** 中医治疗疾病强调辨证论治,不同的病情采用各不相同的方法,针灸治疗也是如此。针灸治疗前列腺疾病确实可选用不同的穴位,有很多好的处方,您说的针刺膀胱俞、阴陵泉、中极和行间穴,只是诸多治疗前列腺疾病针灸处方中的一种。下面给您介绍一些治疗前列腺疾病常用的针灸处方,供您参考。

**◀处方一▶**

取穴:膀胱俞、中极、阴陵泉、行间。

操作:患者取适当的体位,局部常规消毒后,用泻法或平补平泻手法进行针刺治疗。通常每日治疗1次,针刺得气后留针10~20分钟,10次为1个疗程。

主治:湿热下注型急性前列腺炎。

**〈处方二〉**

取穴：秩边、水道、三阴交、天枢、太冲。

操作：患者取适当的体位，局部常规消毒后，用泻法进行针刺治疗。通常每日治疗 1 次，针刺得气后留针 10~20 分钟，10 次为 1 个疗程。

主治：湿热下注型急性前列腺炎。

**〈处方三〉**

取穴：主穴取腰俞、阴陵泉，配穴取三阴交、下髎、委中、委阳。

操作：患者取适当的体位，局部常规消毒后，用刺络法进行治疗。通常每次选取不超过 4 个穴位，每个部位出血量 3~5 毫升，总放血量控制在 20 毫升以内，每周治疗 1 次。

主治：慢性前列腺炎。

**〈处方四〉**

取穴：主穴取阴陵泉，配穴取三阴交、关元、肾俞。

操作：患者取适当的体位，局部常规消毒后，用三棱针刺络法进行治疗。通常每次选取主穴和 1~2 个配穴，用三棱针点刺，使之少量出血，每周治疗 1 次，一般治疗 1~2 次。

主治：慢性前列腺炎。

**〈处方五〉**

取穴：前列腺特定穴（任脉上会阴至肛门的中点）、秩边、三阴交、次髎、中极、关元、肾俞、上髎、会阴。

操作：患者取适当的体位，局部常规消毒后，用平补平泻手法进行针刺治疗。通常每日或隔日治疗 1 次，针刺得气后留针 5~10 分钟，10~15 次为 1 个疗程。

主治：慢性前列腺炎。

### 处方六

取穴：主穴取会阴、关元、命门，配穴取肾俞、中髎。

操作：患者取适当的体位，局部常规消毒后，用皮内针疗法进行治疗。通常每次选取 3~4 个穴位，针刺后用胶布固定，3~7 日换针 1 次。

主治：慢性前列腺炎。

### 处方七

取穴：照海、中极、阴陵泉。

操作：患者取适当的体位，局部常规消毒后，用平补平泻手法进行针刺治疗。通常每日治疗 1 次，针刺得气后留针 30 分钟，10 次为 1 个疗程。

主治：肾阴亏虚型前列腺增生。

### 处方八

取穴：中极、气海、照海。

操作：患者取适当的体位，局部常规消毒后，用补法进行针刺治疗。通常每日治疗 1 次，针刺得气后留针 30 分钟，10 次为 1 个疗程。

主治：肾阳不足型前列腺增生。

### 处方九

取穴：足三里、三阴交、关元、照海。

操作：患者取适当的体位，局部常规消毒后，用平补平泻手法进行针刺治疗。通常每日治疗 1 次，针刺得气后留针

20~30 分钟，10 次为 1 个疗程。

主治：下焦瘀阻型前列腺增生。

**〈处方十〉**

取穴：膀胱俞、委阳、关元。

操作：患者取适当的体位，局部常规消毒后，采用艾条温和灸的方法进行治疗。通常每次每穴熏灸 5~10 分钟，每日或隔日治疗 1 次，10 日为 1 个疗程。

主治：前列腺增生小便不利者。

**〈处方十一〉**

取穴：主穴取足三里、中极、三阴交、阴陵泉、膀胱俞，体虚者加关元、气海。

操作：患者取适当的体位，局部常规消毒后，用强刺激手法进行针刺治疗。通常取主穴足三里、中极、三阴交、阴陵泉、膀胱俞，反复捻转提插、强刺激，体虚者加用艾条温和灸关元、气海，并可采用少腹膀胱区按摩。隔日治疗 1 次，10 次为 1 个疗程。

主治：前列腺增生。

**〈处方十二〉**

取穴：中极、关元、足三里、三阴交。

操作：患者取适当的体位，局部常规消毒后，采用艾条温和灸的方法进行治疗。通常每次每穴熏灸 5~10 分钟，每日或隔日治疗 1 次，10 日为 1 个疗程。

主治：前列腺增生小便不利者。

取穴：膀胱俞、阳陵泉、肾俞、关元、足三里、气海、中极、三阴交。

操作：患者取适当的体位，局部常规消毒后，进行针灸治疗。通常实证选用膀胱俞、阳陵泉用泻法；虚证选用肾俞、关元、足三里用补法，并可施以艾条温和灸；尿闭者针刺气海、中极、三阴交，用强刺激。一般每日或隔日治疗1次，10次为1个疗程。

主治：前列腺增生。

【处方十四】

取穴：三阴交、中极、阴陵泉。

操作：患者取适当的体位，局部常规消毒后，用泻法进行针刺治疗。通常每日治疗1次，针刺得气后留针20~30分钟，10次为1个疗程。

主治：肝气郁滞型前列腺增生。

【处方十五】

取穴：三阴交、阴陵泉、膀胱俞、小肠俞、水道。

操作：患者取适当的体位，局部常规消毒后，采用艾条温和灸的方法进行治疗。通常每次每穴熏灸5~10分钟，每日治疗1~2次，10日为1个疗程。

主治：慢性前列腺炎、前列腺增生中医辨证属虚证者。

【处方十六】

取穴：主穴取期门、阴陵泉、中极，配穴取阳陵泉、三阴交、太冲。

操作：患者取适当的体位，局部常规消毒后，用泻法进行针刺治疗。通常每次选取 3~4 个穴位，上述穴位交替使用，每日治疗 1 次，针刺得气后留针 30 分钟，7~10 日为 1 个疗程。

主治：肝郁气滞型前列腺结石。

### ◆处方十七◆

取穴：主穴取脾俞、关元、气海、中极，配穴取小肠俞、三焦俞、膀胱俞、三阴交。

操作：患者取适当的体位，局部常规消毒后，用针后加灸的方法进行治疗。通常每次选取 4~5 个穴位，上述穴位交替使用，每日治疗 1 次，先用平补平泻手法进行针刺，针后加艾条温和灸，每次留针 30 分钟，7~10 日为 1 个疗程。

主治：中气不足型前列腺结石。

### ◆处方十八◆

取穴：主穴取命门、关元、中极、肾俞，配穴取委阳、气海、中脘、三阴交、复溜、涌泉、阴谷。

操作：患者取适当的体位，局部常规消毒后，用平补平泻手法进行针刺治疗（也可采用针后加艾条温和灸的方法治疗）。通常每次选取 5~6 个穴位，上述穴位交替使用，每日治疗 1 次，针刺得气后留针 30 分钟，7~10 日为 1 个疗程。

主治：肾阳虚衰型前列腺结石。

### ◆处方十九◆

取穴：主穴取三焦俞、膀胱俞、气海，出现小便小通、尿潴留者加关元、中极、三阴交。

操作：患者取适当的体位，局部常规消毒后，用平补平泻手法进行针刺治疗。通常选用主穴三焦俞、膀胱俞、气海穴，出现小便小通、尿潴留者加关元、中极、三阴交穴，并可用盐热熨脐腹部促进排尿。一般每日治疗 1 次，7~10 次为 1 个疗程。

主治：前列腺结石。

**处方二十**

取穴：主穴取膀胱俞、三阴交、阴陵泉、中极，配穴取水道、委阳、三焦俞、足三里、合谷。

操作：患者取适当的体位，局部常规消毒后，用泻法进行针刺治疗。通常每次选取 5~6 个穴位，上述穴位交替使用，每日治疗 1 次，针刺得气后留针 30 分钟，7~10 日为 1 个疗程。

主治：膀胱湿热型前列腺结石。

# 24 应用针刺疗法治疗前列腺疾病应注意什么？

**咨询：**我今年 50 岁，患慢性前列腺炎已有一段时间，服用过不少西药、中成药，效果都不太好。听说针刺疗法能治疗前列腺炎、前列腺增生等前列腺疾病，我准备试一试，但不清楚有哪些注意事项，请问**应用针刺疗法治疗前列腺疾病应注意什么？**

**解答：**为了保证针刺疗法治疗前列腺炎、前列腺增生等前列腺疾病的安全有效，避免不良反应发生，在应用针刺疗法治疗前列腺疾病时，应注意以下几点。

（1）注意进行严格消毒：采用针刺疗法治疗前列腺炎、前列腺增生等前列腺疾病时，应注意对所用的针具、施针处皮肤以及施术者的双手进行常规消毒，以预防发生交叉感染及局部感染。

（2）注意针刺的禁忌证：要注意针刺治疗的适应证，严防对有禁忌证的前列腺疾病患者进行针刺治疗。患有出血性疾病、贫血者，局部皮肤有感染、溃疡、冻伤者，以及体质虚弱、过于饥饿、精神高度紧张者等，均不宜进行刺血治疗。

（3）恰当选用针刺穴位：以中医基本理论为指导，根据急慢性前列腺炎、前列腺增生、前列腺结石、前列腺癌等前列腺疾病患者具体情况的不同，结合穴位的功用主治，恰当选用针刺治疗的穴位，穴位的选取宜少而精。

（4）掌握正确针刺方法：要掌握正确的针刺方法，严格按照操作规程针刺，针刺的角度、方向和深度要正确，对风池、风府、哑门等接近延髓等重要部位的穴位以及胸背部穴位尤应注意，以防意外情况发生。

（5）针前注意检查针具：针前应注意检查针具，严防应用不合格的针具进行针刺治疗。进针时体外应留有适当的针体，以防针体折断。针刺治疗时应注意选择适当的体位，以有利于正确取穴和施术，并注意防止晕针、滞针和弯针等现象发生。

（6）注意预防处理晕针：应注意预防晕针发生，不要在劳累、饥饿以及精神紧张时针刺，一旦出现晕针现象，应立即让患者平卧，进行相应的处理。

（7）注意与他法相配合：针刺治疗前列腺疾病的作用有限

（比如针刺治疗前列腺结石、前列腺癌的疗效就较差，单独应用针刺治疗是不可取的），临床中应注意与药物治疗、饮食调养、情志调节等其他治疗调养方法配合应用，以发挥综合治疗的优势，提高临床疗效。

## 25 应用艾灸疗法治疗前列腺疾病应注意什么？

**咨询：**我今年39岁，患慢性前列腺炎已有一段时间，听说艾灸疗法能治疗前列腺炎、前列腺增生等前列腺疾病，女儿特地购买了艾条，准备让我运用艾灸的方法调理一下，我明白艾灸治疗有一些注意事项，请问<u>应用艾灸疗法治疗前列腺疾病应注意什么？</u>

**解答：**艾灸治疗调养疾病确实有其注意事项，了解这些注意事项，是保证艾灸治疗安全有效的前提和基础。这里给您介绍一些应用艾灸疗法治疗前列腺疾病应注意的问题，希望您在了解这些注意事项后再进行艾灸。

（1）以中医理论为指导，根据前列腺炎、前列腺增生等前列腺疾病患者病情和体质的不同选择合适的穴位和艾灸方法，严防对有艾灸禁忌证的患者进行艾灸治疗。艾灸疗法常用于"虚证"患者，对中医辨证属"实证"者，应谨慎用之。施灸时取穴要准确，灸穴不宜过多，火力要均匀，切忌乱灸、暴灸。同时要注意严格消毒，防止感染发生。

（2）施灸的顺序，一般是从上至下，先背部、后腹部，先头部、后四肢，先灸阳经、后灸阴经，在特殊情况下则可灵活运用，不必拘泥。对皮肤感觉迟钝的患者，施治过程中要不时用手指置于施灸部位，以测知患者局部皮肤的受热程度，便于随时调节施灸的距离，避免烫伤。

（3）施灸过程中要严防艾火滚落烧伤皮肤或烧坏衣服、被褥等，施灸完毕必须把艾条、艾炷之火熄灭，以防复燃发生火灾。施灸后还要做好灸后处理，如果因施灸时间过长局部出现小水疱者，注意不要擦破，可任其自然吸收；如果水疱较大，可局部消毒后用毫针刺破水疱放出疱液，或用注射器抽出疱液，再涂以甲紫，并用纱布包敷，以避免感染等不良反应发生。

（4）艾灸疗法治疗前列腺疾病的作用有限，临床中应注意与药物治疗、饮食调养、情志调节、针刺疗法等其他治疗调养方法配合应用，以发挥综合治疗的优势，提高临床疗效。

## 26 调治前列腺疾病常用的耳针耳压处方有哪些？

**咨询：** 我是个基层医生，喜欢运用针灸疗法治疗调养疾病，从网上看到耳针耳压疗法能调治前列腺炎、前列腺增生等前列腺疾病，我准备给我们那里的前列腺疾病患者试一试，但还不知道具体处方。请问调治前列腺疾病常用的耳针耳压处方有哪些？

**解答：**用于调治前列腺疾病的耳针耳压处方有很多，它们各有不同的适用范围，下面选取临床较常用者，逐一从取穴、操作、主治三方面予以介绍，希望对您有所帮助。

### 〈处方一〉

取穴：前列腺、三焦、膀胱、尿道、小肠。

操作：按照常用耳穴示意图，找到所选取的耳穴前列腺、三焦、膀胱、尿道、小肠的位置，常规消毒后，左手固定耳郭，右手持 0.5 寸短柄毫针，采取强刺激手法进行针刺，深度以穿破软骨但不透过对侧皮肤为度，针刺得气后留针 20 分钟。通常每次选 2~3 个穴位，上述耳穴轮换针刺，每日治疗 1 次，10次为 1 个疗程。

主治：急性前列腺炎。

### 〈处方二〉

取穴：前列腺、附睾、膀胱、肾上腺。

操作：按照常用耳穴示意图，找到所选取的耳穴前列腺、附睾、膀胱、肾上腺的位置，常规消毒后，采用耳穴埋针法进行治疗。通常双耳穴位同时进行，5 日更换 1 次，10 次为 1 个疗程。

主治：慢性前列腺炎。

### 〈处方三〉

取穴：肾、膀胱、肾上腺、皮质下、三焦、神门、内分泌、肝。

操作：按照常用耳穴示意图，找到所选取的耳穴肾、膀胱、肾上腺、皮质下、三焦、神门、内分泌、肝的位置，耳部常规消毒后，用0.5厘米×0.5厘米大小的胶布，把王不留行籽分别贴压于上述耳穴上。通常双耳穴位同时贴压，2日换贴1次，贴压期间每日自行揉捏穴位3~5次，每次以使耳穴局部有酸胀感为度，4周为1个疗程。

主治：慢性前列腺炎。

【处方四】

取穴：前列腺、尿道、肾、肝、内分泌、三焦、耳尖。

操作：按照常用耳穴示意图，找到所选取的耳穴前列腺、尿道、肾、肝、内分泌、三焦、耳尖的位置，耳部常规消毒后，用0.5厘米×0.5厘米大小的胶布，把王不留行籽分别贴压于上述耳穴上。通常双耳穴位交替贴压，3日换贴1次，贴压期间每日自行揉捏穴位3~5次，每次以使耳穴局部有酸胀感为度，4周为1个疗程。

主治：慢性前列腺炎。

【处方五】

取穴：前列腺、膀胱、肾、内分泌、盆腔。

操作：按照常用耳穴示意图，找到所选取的耳穴前列腺、膀胱、肾、内分泌、盆腔的位置，耳部常规消毒后，用0.5厘米×0.5厘米大小的胶布，把王不留行籽分别贴压于上述耳穴上。通常双耳穴位交替贴压，3日换贴1次，贴压期间每日自行揉捏穴位3~5次，每次以使耳穴局部有酸胀感为度，10次为1个疗程。

主治：慢性前列腺炎。

取穴：前列腺、内生殖器、外生殖器、膀胱、肾上腺、皮质下、神门。

操作：按照常用耳穴示意图，找到所选取的耳穴前列腺、内生殖器、外生殖器、膀胱、肾上腺、皮质下、神门的位置，耳部常规消毒后，用0.5厘米×0.5厘米大小的胶布，把王不留行籽分别贴压于上述耳穴上。通常双耳穴位同时贴压，3日换贴1次，贴压期间每日自行揉捏穴位3~5次，每次以使耳穴局部有酸胀感为度，10次为1个疗程。

主治：慢性前列腺炎。

**《处方七》**

取穴：前列腺、内分泌、皮质下。

操作：按照常用耳穴示意图，找到所选取的耳穴前列腺、内分泌、皮质下的位置，常规消毒后，左手固定耳郭，右手持0.5寸短柄毫针，采取中等度刺激进行针刺，深度以穿破软骨但不透过对侧皮肤为度，针刺得气后留针10~20分钟。通常双耳穴位轮换针刺，每日或隔日针刺1次，10次为1个疗程。

主治：慢性前列腺炎。

**《处方八》**

取穴：肾、交感、膀胱、外生殖器、皮质下、尿道、神门。

操作：按照常用耳穴示意图，找到所选取的耳穴肾、交感、膀胱、外生殖器、皮质下、尿道、神门的位置，常规消毒后，左手固定耳郭，右手持0.5寸短柄毫针，采取强刺激手法进行针刺，深度以穿破软骨但不透过对侧皮肤为度，针刺得气后留针 15~20 分钟。通常每次选 2~3 个穴位，上述耳穴轮换针刺，每日治疗 1 次，10 次为 1 个疗程。

主治：前列腺增生。

### 《处方九》

取穴：肾、膀胱、尿道、三焦。

操作：按照常用耳穴示意图，找到所选取的耳穴肾、膀胱、尿道、三焦的位置，常规消毒后，左手固定耳郭，右手持 0.5 寸短柄毫针，采取中等度刺激手法进行针刺，深度以穿破软骨但不透过对侧皮肤为度，针刺得气后留针 40 分钟，留针期间每 10 分钟行针 1 次。通常每次选 1~2 个穴位，上述耳穴轮换针刺，每日治疗 1 次，10 次为 1 个疗程。

主治：前列腺增生。

### 《处方十》

取穴：主穴取膀胱、尿道、交感、前列腺、外生殖器。肺热气滞者加肺、支气管；中气不足者加脾、胃；肾精不足者加肾、内分泌；湿热下注者加小肠、三焦；肝郁气滞者加肝、胆；尿路阻塞者加三焦、输尿管。

操作：按照常用耳穴示意图，找到所选取耳穴的位置，常规消毒后，左手固定耳郭，右手持 0.5 寸短柄毫针用中强刺激进行针刺，深度以穿破软骨但不透过对侧皮肤为度，针刺得气后留针 10~20 分钟。通常双耳穴位同时进行，每次选取 2~3 个主穴，结合病情加用配穴，每日或隔日针刺 1 次，10 次为 1 个疗程。

主治：前列腺增生。

**《处方十一》**

取穴：肾、三焦、交感、内分泌、神门、外生殖器。

操作：按照常用耳穴示意图，找到所选取的耳穴肾、三焦、交感、内分泌、神门、外生殖器的位置，常规消毒后，左手固定耳郭，右手持 0.5 寸短柄毫针，采取强刺激手法进行针刺，深度以穿破软骨但不透过对侧皮肤为度，针刺得气后留针 30分钟，留针期间每 5 分钟行针 1 次。通常 2 日治疗 1 次，15 次为 1 个疗程。

主治：前列腺增生。

**《处方十二》**

取穴：尿道、外生殖器、神门、精宫、膀胱、肾。

操作：按照常用耳穴示意图，找到所选取的耳穴尿道、外生殖器、神门、精宫、膀胱、肾的位置，耳部常规消毒后，用 0.5 厘米 ×0.5 厘米大小的胶布，把王不留行籽分别贴压于上述耳穴上。通常双耳穴位交替贴压，3 日换贴 1 次，贴压期间每日自行揉捏穴位 3~5 次，每次以使耳穴局部有酸胀感为度，4周为 1 个疗程。

主治：前列腺结石。

# 27 应用耳针耳压疗法调治前列腺疾病应注意什么？

**咨询：**我最近总感觉会阴部胀痛不适，小便短赤灼热，经检查诊断为慢性前列腺炎，听说耳针和耳压疗法都能调治前列腺炎、前列腺增生等前列腺疾病，我准备试一试，但不知道有哪些注意事项，请问**应用耳针耳压疗法调治前列腺疾病应注意什么？**

**解答：**耳针和耳压疗法确实都能调治前列腺炎、前列腺增生等前列腺疾病，您患有慢性前列腺炎，可以用耳针或耳压的方法调理一段时间。为了保证耳针耳压疗法调治前列腺疾病安全有效，避免不良反应发生，在应用耳针耳压疗法调治前列腺疾病时，应注意以下几点。

（1）注意常规清洁消毒：在进行耳针耳压治疗时，应对耳郭皮肤、所用治疗针具、压料以及施术者的双手进行常规消毒，以预防交叉感染及耳部感染的发生。如耳部出现感染者，应及时进行对症处理。

（2）恰当选取耳部穴位：应用耳针耳压疗法调治前列腺疾病时，要结合耳穴的功能及主治病证等，选择适当的耳穴进行针刺或贴压治疗。在耳穴处方确定后，可用探针、火柴头、针柄等，在选用的穴区内寻找反应点（压痛点）。

（3）注意耳穴治疗禁忌：耳针耳压疗法安全有效，并无绝对禁忌证，但对过度疲劳、衰弱，极度紧张、敏感，老年体弱者等，禁用耳针耳压疗法。耳部有炎症及冬季有冻疮者，均不宜采用耳针耳压疗法。对胶布、麝香止痛膏等贴用材料过敏者也不宜用耳针耳压疗法。

（4）耳压者宜定时刺激：应用耳压疗法治疗者，在贴压耳穴期间应每日定时按压耳穴，要求手法轻柔、适度，节律均匀，按压后以有酸、麻、胀、痛、灼热的感觉为宜，严防手法力度过重损伤耳部皮肤。

（5）耳针者注意防晕针：耳针疗法虽然刺激较轻，但也可发生晕针，所以应注意晕针的预防和处理。初次接受耳针治疗和精神紧张者，应先做好思想工作，消除顾虑，正确选择舒适持久的体位(尽可能采取卧位)，取穴不宜太多，手法不宜过重，过度饥饿、疲劳者不予针刺，一旦出现晕针，应及早进行处理。

（6）注意配合其他疗法：耳针耳压疗法调治前列腺疾病的作用有限，通常作为一种辅助手段与其他治疗调养方法配合应用，临床中应注意与药物治疗、饮食调理、起居调摄等治疗调养方法相配合，以发挥综合治疗的优势，提高临床疗效。

# 28 调治前列腺炎常用的熏洗处方有哪些？

**咨询：**我最近总感觉会阴部胀痛不适，尿频、尿道灼热，经检查诊断为前列腺炎，正在服药治疗，听说中药熏洗能调治前列腺炎，消除会阴部胀痛不适等症状，准备在服药的同时配合熏洗调治一段时间。请问调治前列腺炎常用的熏洗处方有哪些？

**解答：**中药熏洗确实能调治前列腺炎，消除会阴部胀痛不适等症状。您想了解调治前列腺炎常用的熏洗处方有哪些，下面给您介绍几则，供您参考，希望对您有所帮助。

**〔处方一〕**

处方：金银花、蒲公英、黄柏各 20 克，红花 10 克。

用法：取上药 1 剂，加入清水适量，煎取药液，以温热药液坐浴会阴部。通常每次坐浴 30 分钟，每日 1~2 次。

主治：急性前列腺炎。

**〔处方二〕**

处方：蒲公英、朴硝各 30 克，野菊花、虎杖、大黄各 15 克。

用法：取上药 1 剂，加入清水适量，煎取药液，以温热药液洗浴会阴部。通常每次洗浴 15 分钟，每日 1 次。

主治：急性前列腺炎。

【处方三】

处方：苦参、黄柏、连翘、土茯苓、透骨草、败酱草各30克，红花、土鳖虫各10克。

用法：取上药1剂，加入清水适量，煎取药液，以温热药液坐浴会阴部。通常每次坐浴30分钟，每日1次。

主治：前列腺炎。

【处方四】

处方：龙胆草、栀子、黄芩、黄柏、萆薢、生地黄、土茯苓、车前草各20克。

用法：取上药1剂，加入清水适量，煎取药液，趁热先熏后洗会阴部。通常每次熏洗30分钟，每日1次。

主治：前列腺炎。

【处方五】

处方：丝瓜络、苦参、金银花、败酱草、大黄各30克，土茯苓40克，红花20克。

用法：取上药1剂，加入清水适量，煎取药液，趁热先熏后洗会阴部。通常每次熏洗15~30分钟，每日1~2次。

主治：前列腺炎。

【处方六】

处方：蒲公英、白芷、大黄、萆薢各30克，甘草10克。

用法：取上药1剂，加入清水适量，煎取药液，以温热药液坐浴会阴部。通常每次坐浴30分钟，每日1次。

主治：前列腺炎。

### 《处方七》

处方：苦参、当归、蛇床子、金银花、蒲公英、黄柏各20克，红花、甘草各10克。

用法：取上药1剂，加入清水适量，煎取药液，趁热先熏后洗会阴部。通常每次熏洗30分钟，每日1次。

主治：前列腺炎。

### 《处方八》

处方：野菊花、苦参、马齿苋、败酱草各30克，延胡索15克，当归12克，槟榔10克。

用法：取上药1剂，加入清水适量，煎取药液1500毫升，每晚以温热药液坐浴会阴部30分钟。

主治：血瘀夹热型慢性前列腺炎。

### 《处方九》

处方：黄柏、野菊花、鱼腥草、紫草、白花蛇舌草各20克，丹参、赤芍各15克。

用法：取上药1剂，加入清水适量，煎取药液，以温热药液洗浴会阴部。通常每次洗浴15~30分钟，每日1次。

主治：湿热型慢性前列腺炎。

### 《处方十》

处方：肉苁蓉、山茱萸、淫羊藿、怀山药、石韦、熟地黄各20克，肉桂、川续断、杜仲各10克，桑寄生、车前子各15克。

用法：取上药1剂，加入清水适量，煎取药液，以温热药液坐浴会阴部。通常每次坐浴15~30分钟，每日2~3次。

主治：肾虚型慢性前列腺炎。

# 29 调治前列腺增生常用的熏洗处方有哪些？

**咨询：** 我今年66岁，已退休，最近总感觉尿频、排尿困难，今天到医院就诊，经检查诊断为前列腺增生，听说局部熏洗用药能使药物的作用直达病所，比内服用药调治前列腺增生的效果要好。请问调治前列腺增生常用的熏洗处方有哪些？

**解答：** 局部熏洗用药能使药物的作用直达病所，确实比内服用药调治前列腺增生的效果要好，下面给您介绍几则调治前列腺增生常用的熏洗处方，供您参考。

### 《处方一》

处方：全瓜蒌30~60克。

用法：取全瓜蒌30~60克，加入清水适量，煎取药液，待温后坐浴会阴部。通常每次坐浴20~30分钟，每日早、晚各1次，15日为1个疗程。

主治：前列腺增生。

### 《处方二》

处方：普通食醋适量。

用法：取普通食醋1份，加入热水10份，水温控制在41~43℃（以个人能承受为度，防止烫伤或受凉），坐浴会阴部。

通常每次坐浴 30 分钟，每日 1~2 次。

主治：前列腺增生。

〈处方三〉

处方：大黄、毛冬青、忍冬藤各 30 克，红花 12 克，吴茱萸、泽兰各 15 克。

用法：取上药 1 剂，加入清水适量，煎取药液，待温后坐浴会阴部。通常每次坐浴 15~20 分钟，每日早、晚各 1 次，15 日为 1 个疗程。

主治：前列腺增生。

〈处方四〉

处方：金银花、败酱草各 20 克，苦参、芒硝、大黄、红花、菊花各 15 克，马齿苋 25 克，丝瓜络 10 克。

用法：取上药 1 剂，加入清水适量，煎取药液，趁热先熏洗后坐浴会阴部。通常每次熏洗坐浴 30 分钟，每日早、晚各 1 次，10 日为 1 个疗程，疗程间间隔 5 日，可连续治疗 3 个疗程。

主治：前列腺增生。

〈处方五〉

处方：益母草、天花粉、生葱各 30 克，艾叶、车前草、芒硝各 10 克。

用法：取上药 1 剂，加入清水适量，煎取药液，趁热先熏洗后坐浴会阴部。通常每次熏洗坐浴 30 分钟，每日 2 次，15 日为 1 个疗程。

主治：气滞血瘀型前列腺增生。

**处方六**

处方：仙茅、杜仲、益智仁、蛇床子、水蛭、牛膝、泽兰、黄柏、透骨草各 30 克。

用法：取上药 1 剂，加入清水适量，煎取药液，趁热先熏后洗会阴部。通常每次熏洗 30 分钟，每日 2 次，30 日为 1 个疗程。

主治：前列腺增生。

**处方七**

处方：芒硝、益母草、天花粉、生葱各 30 克，大黄、白芷、艾叶、车前草各 10 克。

用法：取上药 1 剂，加入清水适量，煎取药液，趁热先熏洗后坐浴会阴部。通常每次熏洗坐浴 20~30 分钟，每日 2 次，10~20 日为 1 个疗程。

主治：前列腺增生。

# 30 应用熏洗疗法调治前列腺炎和前列腺增生应注意什么？

**咨询：**我最近总感觉尿频、排尿困难，尿末滴沥，经检查诊断为前列腺增生伴发前列腺炎。听说药物熏洗能调治前列腺炎和前列腺增生，消除尿频、排尿困难等症状，我准备试一试，麻烦您给我讲一讲，<u>应用熏洗疗法调治前列腺炎和前列腺增生应注意什么？</u>

**解答：** 药物熏洗确实能调治前列腺炎和前列腺增生，消除尿频、排尿困难等症状。为了保证熏洗疗法调治前列腺炎和前列腺增生安全有效，避免不良事件发生，在应用熏洗疗法调治前列腺炎和前列腺增生时，应注意以下几点。

（1）熏洗应在医生的指导下进行：根据熏洗疗法的适应证和禁忌证选择患者，切忌对有禁忌证者进行熏洗治疗。有皮肤过敏史、皮肤破损者以及伴有出血倾向疾病者等，均不宜使用熏洗疗法。要在医生的指导下根据不同的病情选取与之相适应的药物，在明白注意事项后，再进行熏洗治疗。

（2）掌握好药液温度和熏蒸距离：在使用熏蒸法时，体表与药液的距离要适当控制，过近易烫伤皮肤，过远则热力不够，可采用先远后近或不断移动调节的方法进行熏蒸。在浸洗时，药液的温度要适当，不宜过热或过凉，药液过凉时可适当再加温。

（3）注意药液保管及熏洗后避风：要注意药液保管及熏洗后避风，熏洗药1剂可使用2~3次，但夏季应当日煎药当日用，药液应存放于低温处，以免变质。熏洗后要及时擦干皮肤，注意避风防凉，并适当卧床休息。

（4）注意与其他治疗方法相配合：熏洗疗法应注意与药物治疗、针灸疗法、饮食调养等其他治疗调养方法配合应用，以发挥综合治疗的优势，提高临床疗效。

# *31* 调治前列腺炎常用的药物贴敷处方有哪些?

**咨询:** 我朋友张某,半年前患前列腺炎,是用中药贴敷法调治好的。我最近总感觉会阴部胀痛不适,尿频、尿道灼热,经检查诊断为前列腺炎,也想用药物贴敷的方法调治,苦于没有药物贴敷处方。请问**调治前列腺炎常用的药物贴敷处方有哪些?**

**解答:** 用于调治前列腺炎的药物贴敷处方有很多,它们各有不同的适用范围,下面介绍一些临床常用者,供您参考。

**〔处方一〕**

处方:中成药如意金黄散、凡士林各 100 克。

用法:取如意金黄散、凡士林各适量,混匀调成膏状,外敷于会阴部,用纱布覆盖,胶布固定。通常每日换药 1 次。

主治:急性前列腺炎。

**〔处方二〕**

处方:龙胆草 15 克,鲜车前草 30 克,冰片 1.5 克。

用法:先将龙胆草研为细末,再入鲜车前草、冰片共捣烂如泥,贮存备用。用时取药膏适量,贴敷于肚脐处,按紧后外用纱布覆盖,胶布固定。通常每日换药 1 次。

主治:急性前列腺炎。

**《处方三》**

处方：人参、姜黄、黄柏、白及、赤芍、天花粉、白芷、青黛、甘草各等份，香油适量。

用法：将上药共研为细末，用香油调成膏状，贴敷于会阴部，用纱布覆盖，胶布固定。通常每日换药 1 次。

主治：急性前列腺炎。

**《处方四》**

处方：大黄、姜黄各等份。

用法：将大黄、姜黄共研为细末，每次取药末 3~5 克，加少许樟脑及食醋调和后贴敷于肚脐处，用纱布覆盖，胶布固定。通常每日换药 1 次。

主治：急性前列腺炎。

**《处方五》**

处方：雄黄、冰片、五倍子、乳香、小茴香、三七、贝母各 10 克，全蝎 30 克，蜈蚣 5 克，大戟、花粉各 50 克，野菊花 100 克，白醋适量。

用法：将上药（白醋除外）共研为极细末，放入锅中，加白醋适量，先用武火煮沸约 15 分钟，后用文火煎熬 10 分钟左右，至膏黏稠为止，待凉后备用。用时取药膏适量，外敷于会阴部，用纱布覆盖，胶布固定。通常每日换药 1 次。

主治：慢性前列腺炎。

**《处方六》**

处方：吴茱萸 60 克，白酒、食醋各适量。

用法：将吴茱萸研为细末，用白酒、食醋各半调成糊状，分别贴敷于中极、会阴穴，用纱布覆盖，胶布固定。通常每日换药1次。

主治：慢性前列腺炎。

### 《处方七》

处方：生姜汁、制大黄粉各适量。

用法：将会阴部用温水洗干净，先行热水坐浴20分钟，然后把制大黄粉用生姜汁调成膏状，每次取适量药膏，分别贴敷于中极、会阴穴，用纱布覆盖，胶布固定。通常每日换药1次。

主治：慢性前列腺炎。

### 《处方八》

处方：琥珀20克，大黄、半夏各15克，麝香1.5克，蜂蜜适量。

用法：将琥珀、大黄、半夏共研为细末，再入麝香混匀，用蜂蜜调成糊状，每次取适量贴敷于肚脐处和阿是穴（压痛点），用纱布覆盖，胶布固定。通常每日换药1次。

主治：急、慢性前列腺炎。

# 32 调治前列腺增生常用的药物贴敷处方有哪些?

**咨询：** 我今年 66 岁，已退休，平时喜欢饮酒，最近一段时间总感觉尿频、排尿困难，尿末滴沥，经检查诊断为前列腺增生，从网络上看到药物贴敷简单易行，能调治前列腺增生，准备试一试。请问调治前列腺增生常用的药物贴敷处方有哪些?

**解答：** 的确，药物贴敷方法简单，能调治前列腺增生，您患有前列腺增生，用药物贴敷法进行调治是可行的。下面选取几则调治前列腺增生常用的药物贴敷处方，依次从处方、用法、主治几方面予以介绍，供您参考。

**〈处方一〉**

处方：白胡椒 1.5 克，北细辛 1 克。

用法：将白胡椒、北细辛共研为细末，取适量填于神阙穴，外用麝香风湿膏覆盖固定。通常每 3 日换药 1 次，10 次为 1 个疗程。

主治：前列腺增生。

**〈处方二〉**

处方：补骨脂、炮甲珠各适量。

用法：将补骨脂、炮甲珠共研为细末，每次取适量填于神阙穴，用纱布覆盖，胶布固定。通常隔日换药 1 次。

主治：前列腺增生。

**《处方三》**

处方：大葱白 5 节，白矾 9 克。

用法：将白矾研为细末，入葱白共捣烂如泥后备用，用时取适量涂于塑料纸上，贴敷于神阙穴，按紧后外用胶布固定。通常贴敷 1 次，待 1 小时后小便即通，最多治疗 2 次。

主治：前列腺增生之尿潴留。

**《处方四》**

处方：独头蒜 1 个，栀子 3 枚、食盐少许。

用法：将独头蒜、栀子、食盐共捣烂如泥，摊于牛皮纸或纱布上，然后贴敷于神阙穴（宜先用凡士林涂肚脐及其周围皮肤，然后再贴敷药剂，以免大蒜液刺激皮肤引起水疱），外用胶布固定。通常每日或隔日贴敷 1 次，5~7 次为 1 个疗程。

主治：前列腺增生。

**《处方五》**

处方：甘遂 9 克，冰片 3 克，面粉适量。

用法：将甘遂、冰片共研为细末，加面粉混匀，再用开水调成糊状，趁热贴敷于中极穴，直径约 5 厘米，用纱布覆盖，胶布固定，并可在其上加热敷，一般 30 分钟就可见效。通常每日换药 1 次。

主治：前列腺增生所致的小便不利。

**《处方六》**

处方：大田螺（去壳）4 只，大蒜头 5 枚，车前子 6 克。

用法：将大田螺、大蒜头、车前子一同捣烂制成饼状，贴敷于神阙穴，外用纱布覆盖，胶布固定。通常每日换药 1 次。

主治：前列腺增生。

《处方七》

处方：葱白 1 根，白胡椒 7 粒。

用法：将白胡椒研为细末，之后与葱白一同捣烂如泥，贴敷于神阙穴，外用纱布覆盖，胶布固定。通常每日换药 1 次。

主治：前列腺增生。

# 33 应用药物贴敷法调治前列腺炎和前列腺增生应注意什么？

**咨询：** 我最近总感觉尿频、排尿困难，尿末滴沥，经检查诊断为前列腺增生伴发前列腺炎，今天同事介绍个药物贴敷的方子，说能调治前列腺增生伴发前列腺炎，我准备试一试，又不太放心。请问**应用药物贴敷法调治前列腺炎和前列腺增生应注意什么？**

**解答：** 为了保证药物贴敷法调治前列腺炎和前列腺增生安全有效，避免不良反应发生，在应用药物贴敷法调治前列腺炎和前列腺增生时，应注意以下几点。

（1）注意局部消毒：敷药局部要注意进行清洁消毒，可用75% 乙醇作局部皮肤擦拭，也可用其他消毒液洗净局部皮肤，然后敷药，以免发生感染。

（2）做到辨证选药：外敷药和内服药一样，也应根据病情的不同辨证选药，抓着疾病的本质用药，方能取得好的治疗效果，切不可不加分析地乱用。药物贴敷法必须在医生的指导下，掌握操作要领和注意事项，根据药物贴敷法的适应证选择患者，严禁对有贴敷禁忌证者进行药物贴敷治疗。

（3）正确选穴敷药：在应用穴位敷药时，所取穴位不宜过多，每穴用药量宜小，贴敷面积不宜过大，时间不宜过久。要注意外敷药物的干湿度，过湿容易使药糊外溢，太干又容易脱落，一般以药糊为稠厚状有一定的黏性为度。

（4）重视不良反应：一些刺激性较大或辛辣性的药物对皮肤有一定的刺激作用，可引起局部皮肤红肿、发痒、疼痛、起疱等不良反应；有些患者敷药后还可出现皮肤过敏等现象，还有些患者对胶布或伤湿止痛膏过敏。对这些患者应及时予以对症处理，或改用其他治疗方法。贴敷部位皮肤有破损者及伴有其他严重疾病者，不宜采用药物贴敷法。

（5）注意配合他法：药物贴敷疗法调治前列腺炎和前列腺增生的作用有限，临床中应注意与内服药物、饮食调理、起居调摄等其他治疗调养方法配合应用，以发挥综合治疗的优势，提高疗效。

# 34 中药保留灌肠为什么能治疗前列腺炎？如何保留灌肠？

**咨询：**我今年46岁，最近总感觉会阴部胀痛不适，尿频、尿道灼热，经检查诊断为前列腺炎，听说中药保留灌肠治疗前列腺炎的效果不错，有很多患者在使用，请您给我讲一讲，中药保留灌肠为什么能治疗前列腺炎？如何保留灌肠？

**解答：**所谓中药保留灌肠，是将少量中药液通过插入肛门内的肛管缓缓注入直肠以治疗疾病的方法。鉴于前列腺所处的特殊解剖部位和引起前列腺炎的常见原因，以及口服中药治疗前列腺炎存在的不足，近年来医务工作者尝试运用中药保留灌肠治疗前列腺炎，并取得了良好的效果。

根据初步的研究和分析，中药保留灌肠治疗前列腺炎的作用机制主要有二：其一，由于前列腺位于盆腔内，与直肠紧邻，中药保留灌肠即可通过肠壁吸收有效成分进入血液循环再作用于前列腺发挥作用，也可以通过直肠直接作用于前列腺而发挥治疗作用（如抗菌消炎作用等）；其二，由于中药保留灌肠通常将药液温度控制在37~40℃，这样利用中药煎剂的温热效应直接作用于前列腺，可使前列腺局部的血液循环加速，使白细胞的吞噬功能加强，前列腺局部的代谢产物和有毒物质易于排出，从而使局部的炎症得以消散和吸收。

中药保留灌肠治疗前列腺炎有肯定的疗效，且较口服中药有以下优点：一是通过直肠给药药物吸收后不经肝门静脉而直接进入体循环，直达病所，可增加药物的利用度；二是通过直肠给药可避免药物对胃黏膜的刺激，药效不受消化道诸多因素的影响，维持时间较长；三是中药保留灌肠治疗前列腺炎还具有处方灵活，便于因人而异随证加减的特点。

中药保留灌肠的具体方法是根据病情的需要辨证论治，选取适宜的中药，每剂中药煎2次，每次将药物浓煎成100~200毫升，排空大便后用灌肠器经肛门将药液注入。一般每日保留灌肠1~2次，每次宜保留30分钟以上，药液温度控制在37~40℃。应当注意的是，保留灌肠的药液温度不能过高也不能太低，肛门及灌肠器具要进行常规消毒，以免造成感染。

# 35 治疗急性前列腺炎常用的中药保留灌肠处方有哪些？

**咨询：** 我是个基层医生，前段时间参加基层医生实用中医技术培训，授课老师说中药保留灌肠治疗急性前列腺炎的效果不错，正好我们那里有两位急性前列腺炎患者，我准备给他们试一试，请您给我讲一讲，治疗急性前列腺炎常用的中药保留灌肠处方有哪些？

**解答：** 用于调治急性前列腺炎的中药保留灌肠处方有很多，下面介绍一些临床常用者，供您参考，希望对您有所帮助。

〘处方一〙

处方：红藤、败酱草、蒲公英、金银花各30克，连翘10克，丹皮15克。

用法：取上药1剂，加入清水适量，水煎浓缩至100毫升左右，保留灌肠。通常每次保留30分钟，每日保留灌肠1~2次。

功效：清热解毒，活血止痛。

主治：急性前列腺炎。

〘处方二〙

处方：金黄散15~30克，山药粉或藕粉适量。

用法：取金黄散15~30克，加入山药粉或藕粉适量，用开水200毫升调成糊状，保留灌肠。通常每次保留30分钟至2小时，每日保留灌肠1次。

功效：清热解毒，凉血消肿。

主治：急性前列腺炎。

〘处方三〙

处方：赤芍、丹参各20克，桃仁25克，大黄、土茯苓各30克。

用法：取上药1剂，加入清水适量，水煎浓缩至100毫升左右，保留灌肠。通常每次保留30分钟，每日保留灌肠2次。

功效：清热解毒，活血化瘀。

主治：急性前列腺炎。

〘处方四〙

处方：金银花、蒲公英、紫花地丁各30克，野菊花15克，重楼 20 克。

用法：取上药 1 剂，加入清水适量，水煎浓缩至 100 毫升左右，保留灌肠。通常每次保留 30 分钟，每日保留灌肠 1 次。

功效：清热解毒，散瘀止痛。

主治：急性前列腺炎。

**处方五**

处方：蒲公英、败酱草、王不留行各 50 克，土茯苓、淫羊藿各 30 克，当归、仙茅各 20 克，延胡索、赤芍各 25 克，甲珠、木香各 10 克，丹皮 15 克。

用法：取上药 1 剂，加入清水适量，水煎浓缩至 100 毫升左右，保留灌肠。通常每次保留 30 分钟，每日保留灌肠 2 次。

功效：解毒散瘀，温肾行气，消肿止痛。

主治：急性前列腺炎。

# 36 治疗慢性前列腺炎常用的中药保留灌肠处方有哪些？

**咨询：**我患慢性前列腺炎已有一段时间，听说中药保留灌肠治疗慢性前列腺炎的效果不错，而用于中药保留灌肠的处方有很多，不同情况的慢性前列腺炎可选用不同的中药保留灌肠处方。我想了解一下：治疗慢性前列腺炎常用的中药保留灌肠处方有哪些？

**解答：**用于治疗慢性前列腺炎的中药保留灌肠处方确实有很多，下面选取临床较常用者，逐一从处方、用法、功效、主治几方面予以介绍，供您参考。

〈处方一〉

处方：黄柏、土茯苓、败酱草、乳香、没药、红藤各10克。

用法：取上药1剂，加入清水适量，水煎浓缩至150~200毫升，保留灌肠。通常每次保留30分钟以上，每日晚睡前保留灌肠1次，10日为1个疗程。

功效：清热利湿解毒，活血化瘀消肿。

主治：慢性前列腺炎。

〈处方二〉

处方：黄柏12克，龙胆草、乳香、没药、乌药、桃仁、桂枝各10克，败酱草、赤芍、当归各15克。

用法：取上药1剂，加入清水适量，水煎浓缩至100~150毫升，保留灌肠。通常每次保留30分钟，每日保留灌肠1~2次，15日为1个疗程。

功效：清热利湿解毒，活血消肿止痛。

主治：慢性前列腺炎。

〈处方三〉

处方：大黄15克，芒硝12克，丹皮、桃仁、冬瓜仁各9克。

用法：取上药1剂，加入清水适量，水煎浓缩至100~150毫升，保留灌肠。通常每次保留30分钟，每日保留灌肠1次，

7日为1个疗程。

功效：泄热化瘀，消肿散结。

主治：湿热毒邪蕴结型慢性前列腺炎。

**〔处方四〕**

处方：白花蛇舌草、蒲公英、败酱草、土茯苓各20克，赤芍、王不留行各10克，桃仁、大黄各6克。

用法：取上药1剂，加入清水适量，水煎浓缩至100毫升，保留灌肠。通常每次保留30分钟以上，每日晚睡前保留灌肠1次，15日为1个疗程。

功效：清热解毒，活血化瘀，利湿消肿，软坚散结。

主治：湿热夹瘀型慢性前列腺炎。

**〔处方五〕**

处方：乳香、没药、当归、续断、红藤各30克。

用法：取上药1剂，加入清水适量，水煎浓缩至100毫升，保留灌肠。通常每次保留30分钟，隔日保留灌肠1次，10次为1个疗程。

功效：活血化瘀，养血补肾。

主治：肾虚血瘀型慢性前列腺炎。

# 37 怎样运用中药煎剂直肠滴入法治疗前列腺增生？

**咨询：** 我今年67岁，最近一段时间总感觉尿频、排尿困难，尿末滴沥，经检查诊断为前列腺增生，正在服用中药治疗，听说运用中药煎剂直肠滴入法也能治疗前列腺增生，麻烦您给我讲一讲，**怎样运用中药煎剂直肠滴入法治疗前列腺增生？**

**解答：** 中药煎剂直肠滴入法对前列腺增生有一种类似外敷药物的作用，能使药物的作用直达病所，见效快、疗效好。运用中药煎剂直肠滴入法治疗前列腺增生，可按其不同发病阶段施以不同的治疗方法。

（1）滋肾通关法：适合以癃闭为主症，出现少腹胀痛，小便点滴甚至全无者。可选用滋肾通关丸化裁，取药黄柏、知母、车前子各15克，肉桂4克。用时取上药1剂，共煎取药液300毫升，每次150毫升直肠点滴，每日2次。

（2）清热解毒法：适合出现尿频、尿急，小便灼热，尿液及前列腺液检查有大量白细胞及脓细胞者。可选用五味消毒饮化裁，取药紫花地丁30克，蒲公英、鱼腥草各15克，野菊花、天葵子各10克，金银花、连翘、白头翁各12克。用时取上药1剂，共煎取药液400毫升，每次200毫升直肠点滴，每日2次。

（3）散结消肿法：适合前列腺肿大而硬，不易消散者。可选用桂枝茯苓丸化裁，取药桂枝、甲珠、地龙干、皂角刺各 10 克，茯苓 18 克，赤芍、桃仁各 12 克，鳖甲 15 克，丹皮 8 克。用时取上药 1 剂，共煎取药液 300 毫升，每次 150 毫升直肠点滴，每日 2 次。

（4）通里攻下法：适合癃闭不通，便秘大便干结者。可选用大承气汤或甘遂粉，或用大黄牡丹汤导泻，通常取药大黄 30 克，丹皮 60 克。用时取上药 1 剂，共煎取药液 300 毫升，每次 100~150 毫升直肠点滴，每日 2~3 次。

## 38 治疗慢性前列腺炎常用的理疗方法有哪些？

**咨询：** 我今年 50 岁，患慢性前列腺炎已有一段时间，服用过不少中药、西药，效果都不太好，听说用理疗的方法，不吃药、不打针，治疗慢性前列腺炎的效果也不错，我准备试一试。请问治疗慢性前列腺炎常用的理疗方法有哪些？

**解答：** 所谓理疗，是指利用声、光、电、磁、温度、水等各种物理因素，对人体组织器官和致病因素发挥作用，从而调节机体的各种功能，达到治疗调养疾病和促进健康目的的治病防病手段。在慢性前列腺炎的治疗调养方法中，理疗也占有一席之地，而且越来越引起人们的重视和青睐。尽管用于治疗调养慢性前列腺炎的理疗方法有多种，不过基本原理大致一样，主要是通过生物内热效应的作用，使前列腺内的血管扩张，血液循环加快，以促进腺体内的病原微生物（细菌等）及其他有害物质排出，同时缓解腺体及周围组织的纤维化及炎性改变。由于各种理疗方法的作用方式不同，前列腺受到的热效应也不一样，所以临床疗效也就存在一定的差异。目前用于治疗调养慢性前列腺炎常用的理疗方法主要有以下几种。

（1）局部热敷和热水熏洗坐浴：局部热敷和热水熏洗坐浴简单实用，患者可以在自己家中进行。局部热敷是把热毛巾、热水袋等紧贴在会阴部，利用其温热效应局部敷熨；而热水熏洗坐浴则是在大盆中盛上热水（或中药水煎液），在水温较高时先熏会阴部，等水温下降到一定程度时（通常应在40℃左右），将会阴部浸泡在温水或温药液中进行浸浴。通常每日局部热敷和热水熏洗坐浴1~2次，每次15~30分钟。在应用局部热敷和热水熏洗坐浴调治时，应注意其温度不能太高，以免烫伤会阴及阴囊部皮肤，同时温度也不能过低，否则达不到治疗调养的效果。

（2）超声波：所谓超声波是指正常人无法听到的一种声波，它对人体具有促进血液和淋巴循环、加强新陈代谢和促进组织修复等作用。同时，由于超声波对局部组织产生的机械性振动，可在人体组织内产生一定的热能，对于缓解肿胀、疼痛等颇有好处。超声波调治慢性前列腺炎通常每次治疗15~30分钟，每日或隔日1次，治疗2周为1个疗程。

（3）短波和超短波：短波和超短波均属于高频电流，但频率和波长不同。治疗方法是将能发射出短波或超短波的电极板一个放在臀部，另一个放在下腹部耻骨上方或会阴部，短波或超短波可穿透皮肤和皮下组织达到前列腺，从而发挥治疗调养作用。通常每次治疗 15~30 分钟，每日 1 次，2 周为 1 个疗程。

（4）微波：微波是一种新型的高频电流，该理疗法是将能发射微波的探头插入直肠内（前列腺部位），隔着直肠壁向前列腺照射，它比短波、超短波对组织的穿透力更强，所以作用也更好。治疗时间通常每次 8~12 分钟，每日或隔日 1 次，2 周为 1 个疗程。在微波治疗时，要注意使睾丸不受照射，以免造成睾丸"高温"而影响生育。

（5）磁疗：磁疗是利用磁场的磁力穿透组织，到达前列腺部位，从而抑制或杀灭细菌或其他病原微生物，达到治疗疾病的目的。采用磁疗法治疗调养慢性前列腺炎，通常将磁场强度为 1500~3000 高斯的磁片贴在前列腺附近的身体表面进行治疗。

上述理疗方法各有其适应证和禁忌证，临床中需根据病情的轻重、慢性前列腺炎的种类等具体情况，由医生灵活选择，恰当应用，患者切不可自作主张随便乱用，以免造成不良后果。

# 39 应用按摩疗法调治前列腺疾病应注意什么？

**咨询：** 我患有前列腺增生，用过不少中药、西药，排尿困难、尿末滴沥的情况始终没能改善，听说按摩疗法能调治前列腺炎、前列腺增生等前列腺疾病，改善排尿困难、尿末滴沥等症状，准备试一试。请问**应用按摩疗法调治前列腺疾病应注意什么？**

**解答：** 按摩疗法轻松舒适，前列腺炎、前列腺增生等前列腺疾病患者通过适当的按摩，确实能改善排尿困难、尿末滴沥等症状，有助于前列腺疾病的治疗和康复。为了保证按摩疗法调治前列腺疾病安全有效，避免意外事故的发生，在应用按摩疗法调治前列腺疾病时，应注意以下几点。

（1）选择适宜环境和体位：在实施按摩疗法调治前列腺疾病时，应选择在安静、幽雅、空气清新的环境中进行，要保持心平气和，采取放松舒适的体位。寒冷季节按摩时，应注意室内保持适宜的温度，以防受凉感冒。

（2）注意采用适宜手法：应用按摩疗法调治前列腺疾病，应根据病情辨证论治，按补泻的不同正确施用手法，切不可不加分析地乱用。要根据不同的要求选用不同的手法，同时手法应力求轻柔和缓，动作宜轻、慢，节律要均匀，保持适宜的用力强度，用力不宜过大，切忌用重力或蛮力。自我按摩应在医生的指导下，在了解注意事项并掌握操作要领后进行。

（3）注意按摩的禁忌证：对慢性前列腺炎、前列腺增生而言，均可采用按摩疗法进行调治，但按摩也有其禁忌证，比如急性前列腺炎、前列腺癌就不宜应用按摩疗法。通常情况下，严重内科疾病，如严重的心、脑、肺疾病等，应慎用或禁用按摩疗法；传染病如肝炎、结核等，或某些感染性疾病如丹毒、骨髓炎等，禁用按摩疗法；恶性肿瘤、伴有出血倾向的血液病患者也禁用按摩治疗；皮肤病患者也不宜应用按摩疗法。此外，年老体弱、久病体虚以及过饥过饱、酒醉之后均不宜用按摩疗法。

（4）按摩做到持之以恒：按摩疗法调治前列腺疾病，起效较慢，所以按摩要做到持之以恒，保证按摩治疗的连续性，切忌三天打鱼，两天晒网。只有坚持不懈地治疗，才能逐步达到改善或消除前列腺疾病患者腰部酸痛、下腹胀满不适、小便淋涩等症状，促使前列腺疾病顺利康复的目的。

（5）注意与其他疗法配合：按摩疗法虽然安全有效，但其作用有限，取效较慢，在应用按摩疗法调治前列腺疾病时，还应注意与药物治疗、针灸疗法、心理疗法以及饮食调养等其他治疗调养方法相配合，以充分发挥综合治疗的优势，提高临床疗效。

# 40 慢性前列腺炎患者为什么要定期进行前列腺按摩？如何进行自我按摩？

**咨询：** 我今年 39 岁，患慢性前列腺炎已有一段时间，正在服药治疗，听说慢性前列腺炎患者要定期进行前列腺按摩，我想了解其中的道理，必要时也定期进行自我按摩。请问慢性前列腺炎患者为什么要定期进行前列腺按摩？如何进行自我按摩？

**解答：** 在怀疑患有慢性前列腺炎时，医生通常要对患者做前列腺按摩，并将按摩所得的前列腺液送化验室进行化验，以确定前列腺有无炎症存在，如果镜检发现前列腺液中有较多的脓细胞和白细胞，就说明前列腺有炎症，这是作为诊断的一种手段，除此之外，定期进行前列腺按摩又是一种比较有效的调治慢性前列腺炎的方法。因为在前列腺发生慢性炎症时，不论是细菌性的还是非细菌性的，前列腺组织都有不同程度的充血和肿胀，前列腺的外分泌功能也会发生异常改变，如果由于局部炎症使前列腺内的排泄管道阻塞，就会使前列腺分泌的液体淤积在前列腺内，进而会加重前列腺肿胀，这样许多局部不适症状就会油然而生，另外含有大量脓细胞或细菌的前列腺液如不及时排出，也会加重症状和延缓病情的好转。因此，若能用一种方法促进前列腺液顺利排出，将是一种良好的调治手段，而定期进行前列腺按摩便是具有这种作用的一种非药物疗法。通过定期给慢性前列腺炎患者做前列腺按摩，可以人为地将积聚在前列腺内的液体排出体外，同时也使躲藏在前列腺内的细菌和脓性分泌物一同排出，从而达到解除前列腺排泄管道的梗阻，通畅引流的目的，这对减轻慢性前列腺炎患者的不适症状，减少前列腺的溢液现象，促进慢性前列腺炎早日康复均有裨益。

对慢性前列腺炎患者来说，应首选由医生定期做前列腺按摩，当然自我按摩操作简单，作用肯定，容易掌握，也是可行的。进行自我按摩时，患者取下蹲位或侧向屈曲卧位，便后清洁肛门及直肠下段后，用自己的中指或示指按压前列腺体，依照从外向上、向内、向下的顺序规律按压，每次按摩3~5分钟，以每次均有前列腺液从尿道排出为佳。按摩时用力一定要轻柔，按摩前可用肥皂水润滑指套，减少不适，两次按摩治疗至少要间隔3天以上。如果在自我按摩过程中发现前列腺触痛明显，囊性感增强，要及时到专科门诊就诊。需要强调的是，自我按摩只是一种辅助调治手段，不能代替其他疗法，应注意与其他治疗调养方法配合应用。

# 41 如何用按摩疗法调治慢性前列腺炎?

**咨询:** 我最近总感觉会阴部胀痛、尿频,经检查诊断为慢性前列腺炎,听说有一些按摩疗法能调治慢性前列腺炎,消除慢性前列腺炎引起的会阴部胀痛、尿频等诸多不适,准备试一试,还不知道按摩方法。请问**如何用按摩疗法调治慢性前列腺炎?**

**解答:** 确实有一些按摩疗法,能调治慢性前列腺炎,消除慢性前列腺炎引起的会阴部胀痛、尿频等诸多不适症状。下面介绍几种调治慢性前列腺炎的按摩疗法,供您参考。

**方法一**

以补益脾肾、清利湿热、行气活血为治则,用以下方法进行调治。①患者取仰卧位,术者站于患者腹部的左侧,用左手示指的掌指关节面按于患者中脘穴,再以右手掌根重叠按压左手示指掌指关节背侧,然后随患者呼吸向下按压,至一定深度后持续按压5分钟,待患者自觉小腹及会阴部或下肢麻胀感后,缓缓抬手,使热流感经膀胱及尿道至下肢足趾,以温补脾肾,清热利湿;②术者将两手拇指指面着于水道穴,然后逐渐向下按压,待患者小腹有发热感后,再持续按压1分钟后缓缓抬手,以通调下焦水道,接着用双掌柔和用力逆时针揉患者小腹,以行气血，利湿除热；③患者取俯卧位，术者站于患者腰部左侧，用一手掌掌面在患者腰骶部脊柱旁上下推擦，使热感透达肾俞及大肠俞两穴，以温补脾阳。按上法调治，通常每日1次，10次为1个疗程。

〔方法二〕

取肾俞、膀胱俞、八髎、长强、中极、神阙、气海、关元、居髎、阳陵泉、阴陵泉、三阴交等穴，用擦、按、推、疏等法进行调治。患者取适当的体位，术者先在腰骶部以擦法或按揉法施术3分钟；肾俞、膀胱俞、八髎、长强穴各按1分钟，以酸胀为度；以一指禅手法推中极、气海穴各3分钟，双手叠掌摩气海穴周围5分钟；再用右手掌边摩边震5分钟，摩法频率每分钟120次，震法频率每分钟600次。接着术者以两手拇指按住气海穴，嘱患者深呼吸，呼气时稍用力按，吸气时随之上提但不离开皮肤，当患者第五次呼气到极限时，术者突然提起双手拇指，使患者腹部随之向外反弹，如此共做5~10遍。然后以右手掌面用疏法从神阙、气海、关元穴下疏，共做3~5遍，点按左右居髎穴各1分钟，再点按阳陵泉、阴陵泉、三阴交穴，结束治疗。通常每次按摩30分钟，隔日治疗1次，15次为1个疗程。

〔方法三〕

取气海、关元、中极、肾俞、命门、八髎、阳陵泉、三阴交穴进行按摩治疗。操作时患者取适当的体位，术者先做顺时针按摩少腹部100~200次，以气海、关元、中极穴为重点，再揉捏提拿大腿内侧，由轻到重，使肌肉出现酸胀感，然后搓擦肾俞、命门及八髎穴3分钟，使热透深部。最后用双拳沿两侧骶棘肌有节奏地叩背 1~2 分钟，并点按阳陵泉、三阴交穴各 1 分钟。通常每日按摩 1 次，10 次为 1 个疗程。

**方法四**

以点按、震颤、推法为主要操作手法，用以下方法进行调治。①患者取仰卧位，选取关元、中极、气海、阴陵泉、三阴交穴，手法宜采用点按、震颤、推法，每穴点按 1 分钟左右，平推少腹数十次。②患者取俯卧位，选取肾俞、膀胱俞、八髎、长强穴，手法宜采用点按、震颤、推法，每穴点按 1 分钟左右，由腰向尾骶部平推数十次，以温热为度。③患者取仰卧位，选取足三里、三阴交、关元穴，手法宜采用按揉法。足三里穴用拇指端按揉，两侧各按揉 20~30 次，此穴能健脾胃、止痛安神、强壮身体；三阴交穴用拇指或中指按揉，两侧各按揉 20~30 次，此穴能通血脉、活经络、清湿热；关元穴用手掌按揉 2~3 分钟，以少腹有温热感为度，此穴有温肾壮阳、安神宁心的作用。以上按摩通常每日 1 次，10 次为 1 个疗程。

# 42 如何用足反射区按摩法调治前列腺增生？

**咨询：** 我今年 64 岁，患前列腺增生已有一段时间，听说足反射区按摩法能调治前列腺增生，消除前列腺增生引起的排尿困难、尿末滴沥等诸多不适，我准备采用足反射区按摩法按摩一段时间。麻烦您给我介绍一下，**如何用足反射区按摩法调治前列腺增生？**

**解答：** 足部分布着大量的神经血管，有人体"第二心脏"之称，足也是人体的全息缩影，足部分布的大量穴位、反射区正被越来越多的人研究应用，足疗以其绿色保健的神奇功效逐渐受到人们的青睐。足反射区按摩法也称足底按摩法、足部健身法，是一种较为流行的治疗保健方法，其原理是人体各脏腑器官在足部均有其对应区（反射区），用按摩手法刺激这些反射区能引起人体的某种生理变化，从而缓解人体内部的"紧张状态"，即疏通经络气血、调节脏腑机能和阴阳平衡，从而起到治疗保健的作用。

选取基础反射区（主管脑垂体、生殖腺、尿道、阴茎）和辅助反射区（主管横结肠、降结肠、乙状结肠、肛门、下身淋巴结），通过适当的手法进行按摩，能调整脏腑功能，增加前列腺的血流量，改善局部血液循环，调动机体的自愈能力，也是调治前列腺增生的好办法。采用足反射区按摩法调治前列腺增生，应按照常用的足反射区示意图选取反射区，可自我按摩，也可让家属帮忙按摩，自我按摩时取坐位，家属按摩时则可以取坐位或舒适的卧位。操作时先洗净双足并用温水浸泡双足 10~15 分钟，之后以拇指或其他手指的指腹，或指关节的压力，在足部对应区内均匀有规律地按压。先整体按摩一遍全脚底，然后按摩所选取的反射区，在具体手法的选择上，可用压法、搓法、揉法，也可用提捏法、揉搓法。通常每日按摩 1~2 次，每次按摩 20~30 分钟。

前列腺增生患者在进行足反射区按摩时，应注意以下几点：一是要有耐心、恒心，因为前列腺增生的形成绝非一朝一夕，治疗也需要一个很长的过程，足部按摩也是如此，短期内难取速效，必须持之以恒，才能取得应有的疗效；二是按摩时体质虚者节奏要慢，体质壮实者节奏要快，其力度以按压至痛与不痛之间为好，每次按摩时，开始要轻刺激，治疗中间要重刺激，按摩结束前要用轻刺激，前列腺增生患者如同时有冠心病、心律不齐等较严重的心脏病，则按摩的力度宜轻，频率宜缓；三是在足部按摩的同时，应注意与药物治疗、饮食调养等其他治疗调养方法配合，以提高疗效。

# 43 如何用按摩疗法调治前列腺增生伴尿潴留？

**咨询：** 我们单位的老马，患有前列腺增生，前段时间突发尿潴留，是通过按摩调理好的，我也患有前列腺增生，最近两天总感觉排尿困难，医生说是前列腺增生伴发尿潴留，也想用按摩的方法调理一下。请问**如何用按摩疗法调治前列腺增生伴尿潴留？**

**解答：** 对前列腺增生伴发尿潴留的患者来说，不仅可通过导尿治疗，也可选用热敷、针灸以及按摩等方法进行调理。您患有前列腺增生，又出现了尿潴留，确实可以用按摩的方法调理一下。下面给您介绍几种简单易行的调治前列腺增生伴发尿潴留的方法，希望对您有所帮助。

**方法一**

操作者用中指或食指在中极穴上向下方稍加压力，持续

5~10 分钟后即可排尿，待尿排净后放手结束治疗。此法适合前列腺增生出现尿潴留（癃闭）者。

### 〈方法二〉

从脐开始至耻骨联合中点处，轻轻按摩，并渐加压力，此法能促进尿液排出，适合前列腺增生出现急性尿潴留者。也可用拇指揉按箕门穴，此法适合前列腺增生出现尿潴留（癃闭）者。

### 〈方法三〉

取利尿穴（由左眉峰上界向右眉峰上界画一水平线，再由百会穴向鼻尖方向画一条垂直线，量取由鼻尖至两线交叉点的长度，按此长度做一取穴标志，然后将标尺的一端置于肚脐的中心，标尺沿小腹正中线垂直而下，标尺的另一端尽处即为利尿穴）。治疗时用拇指按压利尿穴，逐渐加大压力，至一定程度则小便畅通无阻，直至尿排尽后，再停止按压，切勿中途停止。此法适合调治前列腺增生出现尿潴留（癃闭）者。

### 〈方法四〉

患者取仰卧位，屈膝放松，医者站于侧旁，用双手指腹在患者下腹部做环形揉摩法，以下腹部皮肤微红发热为度。再用拇指按压三阴交、气海、石门、关元、中极、曲骨、会阴等穴，按压时逐渐增加压力，以患者能耐受为度。然后嘱患者取俯卧位，用双手拇指同时按压三焦俞、膀胱俞、阴谷、委阳、阳陵泉、三阴穴等穴，每穴按压 1 分钟。通常每日按摩 1 次。此法适合前列腺增生出现尿潴留（癃闭）者。

## *44* 如何用五步按摩法和三步自我按摩法调治前列腺增生？

**咨询：** 我今年59岁，患前列腺增生已有一段时间，正在服用中药治疗，听说五步按摩法和三步自我按摩法都能调治前列腺增生，准备用按摩的方法调理一下，但具体怎么操作还不太清楚。请问如何用五步按摩法和三步自我按摩法调治前列腺增生？

**解答：** 五步按摩法和三步自我按摩法确实都能调治前列腺增生，改善排尿困难、尿末滴沥等症状。您患有前列腺增生，用按摩的方法进行调理是可行的。下面将五步按摩法和三步自我按摩法的具体操作方法简要介绍一下，供您参考。

（1）五步按摩法：五步按摩法包括按揉丹田、指压、揉按会阴穴、搓脚心和点压五个步骤，坚持应用此法进行按摩对改善前列腺增生患者小便淋涩不畅等症状大有好处。下面是其具体操作方法：

按揉丹田：仰卧位，双手重叠按于下丹田，左右旋转按揉各30次。注意用力不可过猛，速度不宜过快。早、晚各做1次。

指压：取中极、阴陵泉、三阴交穴，每次每穴用手指各掐按3~5分钟。早、晚各做1次。

揉按会阴穴：仰卧屈膝，取会阴穴，两手掌搓热后，用食指轻轻按摩会阴穴2次。早、晚各做1次。

搓脚心：两手掌搓热后，以右手掌搓左脚心50次，再用左手掌搓右脚心50次。早、中、晚各做3次。

点压：用力在脐下、小腹部、耻骨联合上方自左向右轻压，每2秒压1次，连续按压20次左右，注意用力不要过猛，可用于前列腺增生引起的尿潴留。右手四指按顺时针方向向四周按揉，并逐渐向外扩大至全腹部，再逐渐缩小到肚脐，手法要轻柔，连续按摩约3分钟。早、晚各做1次。

（2）三步自我按摩法：三步自我按摩法包括斜擦小腹、揉按气海和擦腰骶，此法简便易行，操作轻松舒适，前列腺增生患者在掌握此法的操作要领后可坚持应用，以改善其自觉症状。下面是其具体按摩方法：

斜擦小腹：两手五指并拢，两手小指抵于髂前上棘，沿腹股沟向前下方斜擦36次，以小腹部有热感为好。

揉按气海：右手掌根放于气海穴，左手掌放于右手背上，顺时针方向揉按36次；然后左手掌根放于气海穴，右手掌放于左手背上，逆时针方向揉按36次。

擦腰骶：两手五指并拢，两手的掌根抵于肋弓下缘，斜向尾骨端，两手掌自上而下，再自下而上，反复斜擦72次。

三步自我按摩法简单易做，占用时间短，每按摩1次，只需8~9分钟，通常宜早上起床后、夜晚睡觉前各做1次，只要坚持按摩，定能取得疗效。

# 45 如何用按摩疗法调治前列腺结石?

**咨询:** 我最近总感觉会阴部胀痛，尿频、排尿困难，今天到医院就诊，经检查诊断为前列腺结石，听说按摩疗法能调治前列腺结石，改善会阴部胀痛、尿频、排尿困难等症状，我准备用按摩的方法调理一下。请您给我讲一讲，<u>如何用按摩疗法调治前列腺结石?</u>

**解答:** 按摩疗法确实能调治前列腺结石，改善会阴部胀痛、尿频、排尿困难等症状。您患有前列腺结石，用按摩的方法调理是可行的。下面给您介绍几种调治前列腺结石的按摩方法，希望对您有所帮助。

### 方法一

患者先取坐位，两手放于桌子上，掌心向上，推拿者在患者尺泽、太渊两穴用平推法按摩约 10 分钟。之后嘱患者俯卧，继续在背部肺俞、三焦俞、膀胱俞等穴采用推、按、摩三种手法按摩约 10 分钟。通常每日治疗 1 次。此法以肺热壅盛型前列腺结石较为适宜。

### 方法二

患者取仰卧位，屈膝，腹部放松，推拿者居于一侧，用双手指腹在患者少腹部做环形揉摩法，使少腹部皮肤微红发热。继之用拇指按压气海、石门、关元、中极、曲骨等穴，按压时勿用力过猛，以免膀胱破裂，应以轻柔手法为主。然后让患者取俯卧位，用双手拇指同时按压三焦俞、膀胱俞、阴谷、委阳、阳陵泉、三阴交等穴，每穴按压约1分钟。通常每日治疗1次。此法以膀胱湿热型前列腺结石较为适宜。

### 〈方法三〉

患者取仰卧位，推拿者用双手指指在患者的少腹部做环形揉摩。再用拇指按压石门、关元、中极、曲骨等穴。然后按压三阴交、阴陵泉穴。通常每日治疗1次，每次30分钟。此法以肾阳虚衰型前列腺结石较为适宜。

### 〈方法四〉

患者取仰卧位，推拿者将手掌平贴于患者少腹部，轻轻按揉膀胱，从上至下约20分钟。再按压利尿穴，逐渐加压，至一定程度则小便通畅，直到小便排净后，按压停止，切勿中途停止。通常每日治疗1次。此法以中气不足型前列腺结石较为适宜。

### 〈方法五〉

患者取仰卧位，用手掌平贴于患者少腹部，轻轻施加压力，从上向下挤压膀胱底部，以助排尿，可达到良好效果。注意勿用暴力按压，以免发生膀胱破裂。通常每日治疗1次。此法适合前列腺结石出现小便不利或闭塞者。

# 第三章
# 自我调养前列腺疾病

俗话说，疾病三分治疗，七分调养。这足以说明自我调养在疾病治疗中的重要性。如何选择适合自己的调养手段，是广大前列腺疾病患者十分关心的问题。本章详细解答了前列腺疾病患者自我调养过程中经常遇到的问题，以便在正确治疗的同时，恰当选择调养手段，只有这样做，才能消除前列腺疾病引起的诸多身体不适，保证身体健康。

# 01 前列腺疾病患者的饮食调养原则是什么？

**咨询：** 我今年38岁，患有慢性前列腺炎，正在服用中药治疗，我知道饮食调养对前列腺炎、前列腺增生等前列腺疾病患者十分重要，也想注意饮食调养，听说前列腺疾病患者的饮食调养是有一定原则的，请问<u>前列腺疾病患者的饮食调养原则是什么</u>？

**解答：** 的确，饮食调养对前列腺炎、前列腺增生等前列腺疾病患者十分重要，前列腺疾病患者的饮食调养是有一定原则的。现将前列腺疾病患者的饮食调养原则简单介绍如下，供您参考。

（1）根据中医辨证对症进食：食物有寒热温凉之性和辛甘酸苦咸五味，其性能和作用是各不相同的，因此前列腺疾病患者在进行饮食调养时，必须以中医学理论为指导，根据不同的病情特点，在辨证的基础上立法、配方、制膳，以满足所需的食疗、食补及营养的不同要求，做到合理搭配，对症进食，切勿盲目乱用。

（2）做到饮食有度防止偏食：美味佳肴固然于身体有益，但不一定就等于无害。饮食虽然可以调养疾病，但若食之过量，甚至偏食，则会导致阴阳失调、脏腑功能紊乱，而诱发新的病证。因此，饮食要有节制，不能一见所喜，就啖饮无度。早、中、晚三餐是人类在长期的历史进程中自然形成的一种最适宜人体需要的饮食规律，过量或不足的饮食对身体都是不利的，也不利于前列腺疾病患者的治疗和康复，一般来说，饮食的基本原则应是早吃好、午吃饱、晚吃少，每餐进食以微饱即可。食疗也要讲究疗程，不宜长时间单纯食用某一种或某一类食物，要防止食疗过程中的偏食。

（3）注意配合其他治疗方法：饮食调养既不同于单纯的食物，也不同于治病的药物，故在应用过程中需要根据病情全面考虑。一般来讲，食疗的作用较弱，只能作为一种辅助调治手段，应注意与药物治疗、起居调摄、情志调节等其他治疗调养方法配合应用，以发挥综合治疗的效能，提高临床疗效。

## 02 前列腺疾病患者如何判断自己的体质？

**咨询：**我患有前列腺炎，知道前列腺炎、前列腺增生等前列腺疾病自我调养的重要性，也清楚不同体质类型调养的侧重点各有不同，听说中医将人的体质分为九种类型，可以根据这些体质类型进行调养，请问前列腺疾病患者如何判断自己的体质？

**解答：**人在体质上确实存在着个体差异，中医通常将人的体质分为平和质、气虚质、阳虚质、阴虚质、痰湿质、湿热质、瘀血质、气郁质以及特禀质九种类型。了解人的体质特点，是正确进行自我调养的前提和基础，也是辨证用膳、正确选择食疗方法的重要一环，前列腺疾病患者可根据以下描述判断自己的体质类型。

（1）平和质：先天禀赋良好，后天调养得当。体形匀称，面色红润，精力充沛，性格随和开朗，饮食、睡眠及大小便正常，平素患病较少，对外界环境适应能力较强。

（2）气虚质：先天本弱，后天失养，或病后气亏。肌肉不健壮，说话没劲，经常出虚汗，疲乏无力，性格内向，易患感冒，头晕心悸，面色萎黄，食欲不振，不耐寒热，比较胆小，做事不爱冒险。

（3）阳虚质：先天不足，或病后阳亏。多形体白胖，平素怕冷，四肢不温，喜热饮食，不敢吃冷东西，精神不振，睡眠偏多，腰酸腿软，性格多沉静、内向，耐夏不耐冬。

（4）阴虚质：先天不足，或久病失血、纵欲耗精、积劳伤阴。体型瘦长，怕热，经常感到手脚心发热，大便干燥，小便短赤，两目干涩，皮肤偏干，睡眠差，平素易口干舌燥，性情急躁，耐冬不耐夏。

（5）痰湿质：先天遗传或后天过食肥甘。体型肥胖，面部皮肤油脂较多，眼睑浮肿，容易出汗，容易困倦，胸闷，痰多，性格稳重、恭谦、豁达，易中风，对梅雨季节及潮湿环境适应能力差。

（6）湿热质：先天遗传或久居湿地，或长期饮酒，湿热内蕴。形体多偏胖，平素面垢油光，易生痤疮、粉刺、疮疖等，易口苦、口干、口臭，大便不爽，小便发黄，男性阴囊潮湿，女性带下增多，性格多急躁易怒，对夏末秋初、湿热交蒸气候较难适应。

（7）瘀血质：先天遗传，或后天损伤，忧郁气滞，久病入络，瘦人居多。易出现瘀斑，易出现身体疼痛，女性多痛经、闭经等，容易烦躁，记忆力不好，容易健忘，易中风，不耐受风邪、寒邪。

（8）气郁质：先天遗传，或因精神刺激，暴受惊恐，所欲不遂，忧郁思虑等。多形体偏瘦，性格内向、不稳定，经常闷闷不乐，多愁善感，忧郁脆弱，敏感多疑，食欲不振，容易心慌，易患郁症，不喜欢阴雨天气。

（9）特禀质：平常说过敏，也有好多人对不同的物质有过敏现象，这就是中医所说的特禀质，基本等同于过敏体质。因先天因素、遗传因素、环境因素、药物因素等形成，形体无特殊，对外界适应能力差。

# 03 前列腺疾病患者的饮食如何因人、因时、因地而异？

**咨询：** 我患前列腺增生已有一段时间，我知道前列腺炎、前列腺增生等前列腺疾病患者必须重视饮食调养，也明白前列腺疾病患者的饮食要因人、因时、因地而异，但具体怎么做并不太清楚。请问<u>前列腺疾病患者的饮食如何因人、因时、因地而异？</u>

**解答：** 前列腺炎、前列腺增生、前列腺结石等前列腺疾病患者由于性别、年龄、体质不同，患病的季节、所处的地理环境各异，加之病情不同、饮食习惯和嗜好也不一样，故不同前列腺疾病患者的饮食应因人、因时、因地而异，原则上是根据前列腺疾病患者的具体情况，选择适宜的食物。

人的体质有阴、阳、强、弱的不同，如阴虚的人形体偏瘦，舌质偏红且瘦而干，易于"上火"，情绪易激动，饮食应当以清淡为宜，忌食辛辣火燥之品；而阳虚的人则相对较丰腴，肌肉松弛，舌体胖大而质淡，饮食应偏重甘而温，而不宜寒凉。另外，由于年龄不同，生理状况的差异，故而食疗也有区别。老年人组织器官与生理功能逐渐衰退，应注意补益，但不可太过，否则会适得其反，饮食应当清淡可口，荤素搭配，以素为主，同时烹调要细、软、烂、熟，宜少食多餐。青壮年由于劳动强度相对较大，能量消耗多，应保证食物营养充足、合理多样、富含蛋白质和维生素，忌偏食挑食。

因时而异是适应四季气候的变化，选择相宜食物，但并不排斥其他一般性常用食品。一年中有春夏秋冬四季，节气时令、温度、湿度等是有差别的，前列腺疾病患者在不同季节吃什么、怎样吃也应随时令而有区别。如春夏季节应注意饮食有利于阳气保养，而秋冬季节饮食要有利于阴气维护才有利于养生。春天宜多食小白菜、油菜、胡萝卜、芹菜、菠菜等；夏季以甘寒清凉为宜，适当添加清淡、祛暑的食物，如黄瓜、苦瓜、绿豆、赤小豆、薏苡仁、丝瓜等；秋季食物可适当多吃荸荠、百合、甘蔗等；冬季则宜多吃红枣、核桃仁、羊肉等。

我国地域辽阔，地理环境多样，风俗各异，饮食习惯也相差很大，因地而异则有利于疾病的治疗和身体的康复。如西北地区多高原，气温低且干燥，故食物宜偏湿润，而南方地区气温偏高、多雨、潮湿，所以食物宜偏辛燥。当然有些地区还有特别的饮食习惯，如四川人爱食麻辣，上海、苏州、无锡人爱食甜食，山东人爱吃大葱等，地区性嗜好应当注意，但不能与治病养生的食疗混为一谈。

# 04 前列腺疾病患者的饮食要注意哪四忌？

**咨询：** 我今年40岁，最近一段时间总感觉会阴部胀痛不适，尿频、尿道灼热，经检查诊断为前列腺炎，正在服药治疗，听说前列腺炎、前列腺增生、前列腺结石等前列腺疾病患者的饮食要注意四忌，请您给我讲一讲，前列腺疾病患者的饮食要注意哪四忌？

**解答：** 不良的饮食习惯不仅会引起机体抵抗力下降，容易影响前列腺的正常功能，使人罹患前列腺炎、前列腺增生、前列腺结石等前列腺疾病，同时也不利于前列腺疾病的治疗和康复，因此前列腺疾病患者注意选用合理的饮食进行调养是十分必要的。从保护前列腺、促进前列腺疾病顺利康复的角度来说，前列腺疾病患者的饮食要注意以下四忌：忌暴饮暴食、忌偏食挑食、忌嗜好饮酒、忌辛辣食物。

（1）忌暴饮暴食：暴饮暴食不仅容易引起胃肠疾病，同时也容易引起或诱发包括前列腺在内的全身其他系统的疾病。暴饮暴食会导致以消化功能为首的全身各系统功能的代谢紊乱，前列腺也位列其中，表现为前列腺肿胀、局部充血，进而引起排尿困难、血尿、尿频、尿急、尿痛等症状。暴饮暴食还会引起机体因抵抗力的下降而无法抵御各种病原体的入侵，导致前列腺内的感染机会增加。前列腺疾病患者前列腺本身的正常功能已经受到影响，暴饮暴食更易对前列腺造成再伤害，不利于治疗康复，所以前列腺疾病患者应注意忌暴饮暴食。

（2）忌偏食挑食：偏食挑食并不属于儿童和减肥女性的专利，有些男性同样会有此不良嗜好，如好吃大鱼大肉、喜欢辛辣刺激等等。其造成的后果往往是营养失衡，缺乏必需的维生素或者微量元素等，致使机体免疫力下降，抵抗力减弱。偏食挑食更多的时候会引起胃肠道蠕动功能失调，便秘的机会增加，肠道内容物的堆积和排便时过度压迫会引起前列腺局部血液循环不良，诱发包括急性前列腺炎、前列腺增生、前列腺结石等前列腺疾病在内的各种疾病，当然偏食挑食也不利于前列腺疾病的治疗和康复。

（3）忌嗜好饮酒：嗜好饮酒不仅是诱发急性前列腺炎、慢性前列腺炎等前列腺疾病的重要因素，也不利于前列腺疾病的治疗。前列腺是一个对酒精十分敏感的器官，每当人们饮酒后，前列腺在酒精的刺激下，局部的毛细血管迅速扩张、充血，细胞组织间的液体渗出增多，细胞出现水肿，分布于前列腺包膜和周围的神经末梢受到肿胀的牵拉或压迫，使原本就患有前列腺疾病的患者在饮酒后数小时即感到下腹部或会阴部坠胀不适，酸胀疼痛，睾丸牵拉疼痛，尿道刺痛，并出现尿频、尿急甚至排尿困难等症状，致使病情加重，所以前列腺疾病患者戒除饮酒是十分重要的。

（4）忌辛辣食物：嗜食辛辣刺激性食物，如大葱、大蒜、辣椒、胡椒等，会引起血管扩张和器官充血水肿，对前列腺造成不良影响。喜食辛辣刺激食物的前列腺疾病患者，常常在疾病症状较重时能够节制，但症状缓解时又故态复萌，这也是引起前列腺疾病反复发作、迁延难愈的重要原因之一。为了避免前列腺组织长期、反复慢性充血，促使前列腺疾病患者顺利康复，前列腺疾病患者应注意忌食辛辣刺激性食物。

## 05 什么是治疗前列腺炎的"苹果疗法"？

**咨询：** 我最近总感觉会阴部胀痛不适，尿频、尿道灼热，经检查诊断为前列腺炎，自从患病后我特别关注前列腺炎防治方面的知识，从报纸上看到有一种"苹果疗法"，对前列腺炎的治疗保健有着重要的意义。请问**什么是治疗前列腺炎的"苹果疗法"？**

**解答：** 前列腺液的主要成分中除了蛋白质、各类酶、有机物外，还含有许多的微量元素，其中锌占大多数。研究发现，正常前列腺液中锌含量为（567.5±49.4）微克/毫升，其他组织中锌含量仅为80微克/毫升，前列腺液中的锌含量高于其他组织近10倍，而非细菌性前列腺炎患者前列腺液的锌含量为（324.5±34.9）微克/毫升，细菌性前列腺炎患者为（135.6±28.1）微克/毫升。结果证实，前列腺炎症时的前列腺液中锌含量明显降低，细菌性前列腺炎的锌含量更为低下。河南中医药大学李广教授用中药前列腺汤治疗慢性前列腺炎240

例，治疗后随着前列腺炎症的改善或治愈，锌含量可逐渐恢复正常，说明锌与前列腺炎的发病及转归有明确的相关性。

锌在血液和前列腺液中之含量与前列腺抗菌杀菌能力有关，所以采用含锌的药物来治疗前列腺炎如何使锌能有效地被吸收，以及其适当剂量的正确掌握将是一件十分重要的事情。国外临床医学研究人员发现，苹果汁对锌缺乏症具有惊人的疗效，所以将苹果用于治疗前列腺炎，这项研究就是治疗前列腺炎的"苹果疗法"。与过去常用的含锌药物疗法相比，苹果汁比含锌高的药物更具有疗效，且具有安全、易消化吸收、易为患者所接受等特点。疗效与苹果汁浓度呈正相关，越浓疗效越佳。所以，前列腺炎患者尤其是慢性前列腺炎患者，经常食用苹果是非常有益的饮食疗法。

苹果疗法作为一种简便易行的治疗调养手段，容易被广大前列腺炎患者接受应用，对前列腺炎、前列腺增生、前列腺结石等前列腺疾病的治疗保健有着重要的意义。

## 06 前列腺疾病患者能否选用保健补品？

**咨询：** 我患有前列腺炎，正在服药治疗，我知道前列腺炎是前列腺疾病中的一种，今天看到一则宣传保健品的广告，说对前列腺炎、前列腺增生等前列腺疾病有保健作用，可常吃、多吃，请问前列腺疾病患者能否选用保健补品？

**解答：**保健补品用之得当确可促进病体的康复，但病有当补与不当补之分，同时保健补品还有补阴补阳、补气补血等的不同，保健补品不可滥用、过服，有的患者以为保健补品有益无损，多多益善，但往往适得其反，要根据患者的具体情况有目的、有针对性地选用保健补品，切不可不加分析地乱用。当今人们生活水平提高了，加上一些商家广告的不恰当宣传，使人们迷信一些保健补品而长期滥用，这样不仅贻误治疗时机，还容易掩盖病情，日常生活中因滥用保健补品贻误病情、引发的失误时有发生。

慢性前列腺炎、前列腺增生等前列腺疾病患者能否选用保健补品？在众多的保健补品中，哪些适合前列腺疾病患者食用，这是患者较为关心的问题。大凡具有补养气血、补肾养肾，能调整前列腺功能，改善或消除腰部酸痛、下腹胀满不适、小便淋涩等诸多症状，增强机体免疫功能和抗病能力，促使前列腺疾病患者顺利康复的保健品，对前列腺疾病是有利的，可以选用，只有少数保健补品滋腻碍胃，容易助湿生痰，对调治前列腺疾病不利，这些保健补品前列腺疾病患者不宜服用。

"补"的目的除立足于补充人体必需的营养成分外，还应包括调整人体脏器功能及物质代谢平衡，所以对前列腺疾病患者来说，凡具有增强机体抗病能力，促使阴阳平衡，脏腑功能协调，改善或消除腰部酸痛、下腹胀满不适、小便淋涩等诸多症状，恢复前列腺正常功能的药物和食物均有一定补益作用。核桃仁、松子、狗肉具有补气血、益肾精的功效，蚕蛹、韭菜具有增强性功能的作用，这些食物均有利于前列腺疾病尤其是前列腺疾病伴有男性性功能障碍的防治，称得上前列腺疾病患者的"补药"。

前列腺疾病患者要在医生的指导下按中医辨证论治的原则选用保健补品，不能光听广告。比如人参虽是名贵的补品，但并非每个人都可以用，气虚者可以适当选用，阳热炽盛者则忌用人参；甲鱼具有滋补阴津的功效，适合肝肾阴虚之患者，阳虚患者不宜应用。趋补厌攻是患者的一大通病，常常干扰病变的进程而导致误治。徐灵胎在《医学源流论·人参》中针对当时喜补厌攻的风气，一针见血地指出滥用人参的害处，一般人只知道人参的滋补之功，而不知人参有"杀身破家"之害。患者吃人参致死"可以无恨"，而医家视其为"邀功避罪之圣药"。殊不知"人参一用，凡病之有邪者即死，其不得死者，终身不得愈"。保健品只能说是对某些病证有保健作用，能够包治百病的保健品是没有的，辨证论治是中医的特色和优势，选用保健补品当以辨证为基础，我们要切记。

# 07 适合前列腺疾病患者的粥类食疗方有哪些？

**咨询：** 我患有前列腺增生，知道前列腺增生是前列腺疾病中的一种，听说有一些粥类食疗方能调养前列腺炎、前列腺增生等前列腺疾病，正好我喜欢喝粥，但不知哪些粥类食疗方适合前列腺疾病患者，请问适合前列腺疾病患者的粥类食疗方有哪些？

**解答：** 喜欢喝粥是个好习惯，适合前列腺炎、前列腺增生等前列腺疾病患者服食的粥类食疗方有很多，下面给您介绍一些简单易行者，供您参考选用。

（1）鲜藕粥

原料：鲜藕、粳米各50克，白糖适量。

制作：把鲜藕去皮洗净，切成小粒状，之后与淘洗干净的粳米一同放入砂锅中，加入清水适量煮粥，待米熟粥成，加入白糖溶化调匀即可。

用法：每日1剂，作早餐食之。

功效主治：具有清热凉血之功效。适合血热型急性前列腺炎（血精）。

（2）丝瓜粥

原料：鲜嫩丝瓜1根，大米50克，白糖适量。

制作：把丝瓜去皮洗净，切成小粒状备用。将大米淘洗干净，放入砂锅中，加入清水适量煮粥，待米熟粥将成时，放入丝瓜粒，继续煮至米及丝瓜熟烂粥成，再加入白糖溶化调匀即可。

用法：每日1剂，作早餐食之。

功效主治：具有清热解毒、利水之功效。适合湿热型急性前列腺炎。

（3）海参粥

原料：海参15~20克，大米30~50克。

制作：先把发好的海参切成小粒状，之后与淘洗干净的大米一同放入砂锅中，加入清水适量，常法煮粥即可。

用法：每日1剂，作早餐食之。

功效主治：具有补虚益肾之功效。适合肾虚型慢性前列腺炎。

（4）莲子粥

原料：莲子 50 克，粳米 50~100 克，砂糖适量。

制作：把莲子去皮心、洗净，之后与淘洗干净的粳米一同放入砂锅中，加入清水适量煮粥，待米熟粥成，加入砂糖溶化调匀即可。

用法：每日 1 剂，温热服食，可常食用。

功效主治：具有益气健脾固涩之功效。适合气虚型慢性前列腺炎（血精）。

（5）桂草粥

原料：肉桂 5 克，车前草 12 克，粳米 50 克，红糖适量。

制作：先将肉桂、车前草水煎去渣取汁备用，再把淘洗干净的粳米放入砂锅中，加入清水适量煮粥，待米七成熟时入药汁，继续煮至米熟粥成，加入红糖溶化调匀即可。

用法：每日 1 剂，分早、晚 2 次温热服食。

功效主治：具有温阳利水之功效。适合前列腺增生属于阳虚小便不利者。

（6）冬瓜粥

原料：新鲜连皮冬瓜 100 克，粳米 50 克，白糖适量。

制作：将冬瓜洗净，切成小块状，之后与淘洗干净的粳米一同放入砂锅中，加入清水适量煮粥即可。

用法：每日 1 剂，分早、晚 2 次温热服食。

功效主治：具有清热解毒、利水消肿之功效。适合前列腺增生热毒炽盛出现小便淋涩者。

（7）滑石粥

原料：滑石 20~30 克（布包），瞿麦 10 克，粳米 50~100 克。

制作：将滑石、瞿麦水煎去渣取汁，之后把药汁与淘洗干净的粳米一同放入锅中煮粥即可。

用法：每日 1 剂，佐餐食用。

功效主治：具有清热利湿通淋之功效。适合湿热型前列腺结石。

（8）车前叶粥

原料：鲜车前叶 30~60 克，葱白 1 根，粳米 50~100 克。

制作：将鲜车前叶、葱白水煎去渣取汁，之后把药汁与淘洗干净的粳米一同放入锅中煮粥即可。

用法：每日 1 剂，佐餐食用。

功效主治：具有清利湿热之功效。适合下焦湿热之前列腺结石。

（9）莴苣子粥

原料：莴苣子 10~15 克，甘草 3~5 克，粳米 50~100 克。

制作：将莴苣子捣烂，与甘草一同水煎去渣取汁，之后把药汁与淘洗干净的粳米一同放入锅中煮粥即可。

用法：每日 1 剂，佐餐食用。

功效主治：具有疏肝解郁解毒之功效。适合肝郁型前列腺结石。

（10）车前绿豆粥

原料：车前子、绿豆各 50 克，橘皮 20 克，通草 10 克，高粱米 100 克。

制作：将车前子、橘皮、通草水煎去渣取汁，之后把药汁与淘洗干净的高粱米、绿豆一同放入锅中煮粥即可。

用法：每日 1 剂，佐餐食用。

功效主治：具有清热利尿、解毒除湿之功效。适合前列腺炎、前列腺增生等前列腺疾病出现小便淋涩、尿急尿痛者。

（11）公英银花粥

原料：蒲公英50克，金银花40克，粳米100克，白糖适量。

制作：将蒲公英、金银花水煎去渣取汁，之后把药汁与淘洗干净的粳米一同放入锅中煮粥，待米熟粥成，加入白糖溶化调匀即可。

用法：每日1剂，分早、晚2次温热服食。

功效主治：具有清热解毒、利水凉血之功效。适合急性前列腺炎、慢性前列腺炎、前列腺增生、前列腺结石等前列腺疾病出现小便短数频急淋沥不尽、尿道涩痛、小便黄赤者。

（12）苁蓉羊肉粥

原料：肉苁蓉20克，精羊肉50克，粳米100克，葱白、生姜、食盐各适量。

制作：将肉苁蓉水煎去渣取汁，之后把药汁与淘洗干净的粳米、洗净切碎的精羊肉一同放入锅中煮粥，待米煮至七成熟时，加入洗净切碎的葱白和生姜，继续煮至米熟粥成，再入食盐调味即成。

用法：每日1剂，分早、晚2次温热服食。

功效主治：具有补肾助阳、健脾养胃之功效。适合前列腺增生、前列腺炎等前列腺疾病出现小便频数、夜间多尿、遗尿者。

# 08 适合前列腺疾病患者的菜肴类食疗方有哪些？

**咨询：** 我患有前列腺炎，正在服药治疗，从电视上看到一位养生专家讲可以用菜肴类食疗方调养前列腺炎、前列腺增生等前列腺疾病，我想配合服食一段时间，但不知道具体有哪些菜肴配方，请您告诉我<u>适合前列腺疾病患者的菜肴类食疗方有哪些？</u>

**解答：** 适合前列腺炎、前列腺增生等前列腺疾病患者服食的菜肴类食疗方有很多，下面给您介绍几则常用者，供您选用，希望对调剂您的饮食和调养前列腺炎有所帮助。

（1）制黑豆

原料：黑豆500克，熟地黄、山茱萸、黑芝麻、茯苓、补骨脂、菟丝子、旱莲草、当归、桑椹、五味子、枸杞子、地骨皮各10克。

制作：将黑豆洗净，泡发备用。把熟地黄、山茱萸、黑芝麻、茯苓、补骨脂、菟丝子、旱莲草、当归、桑椹、五味子、枸杞子、地骨皮水煎两次，取药汁，之后把泡好的黑豆放入药汁中，武火煮沸后，改用文火煨炖，直至汁收干，炮制成制黑豆。

用法：适量食之，可常食。

功效主治：具有补肾温阳之功效。适合肾阳不足型前列腺结石。

（2）炒丝瓜

原料：嫩丝瓜 250 克，植物油、生姜丝、葱花、蒜片、虾皮、酱油、食盐、香油各适量。

制作：将丝瓜刮去皮、洗净，切成片，放入盘中备用。炒锅上旺火，加入植物油烧热，放入生姜丝、葱花、蒜片、虾皮，翻炒出香味后下丝瓜片，再加食盐、酱油，继续翻炒至丝瓜片熟透，淋上香油即成。

用法：每日 1~2 次，佐餐食用。

功效主治：具有凉血解毒、祛瘀利尿之功效。适合湿热瘀毒蕴结之前列腺增生、前列腺炎、前列腺结石等前列腺疾病。

（3）黑豆酿梨

原料：大雪梨 1 个，小黑豆 50 克，冰糖适量。

制作：将黑豆淘洗干净，装入洗净切口的雪梨中，再把梨口盖中，置于笼屉中蒸 40 分钟即成。

用法：每日 1 剂，分 2 次食用。

功效主治：具有益阴补肾利尿之功效。适合肾虚型前列腺结石。

（4）酒炒螺蛳

原料：螺蛳适量，黄酒少许。

制作：将螺蛳洗净，加黄酒少许，置锅内炒熟即成。

用法：当菜食之。

功效主治：具有疏肝解郁之功效。适合肝郁型前列腺结石。

（5）凉拌莴苣

原料：莴苣 250 克，食盐、味精、食醋、香油各适量。

制作：将莴苣去皮洗净，切成细丝，在沸水中焯一下，用适量食盐腌制，加食醋、味精、香油调味拌匀即可。

用法：每日1剂，佐餐食用。

功效主治：具有清热利尿之功效。适合急性前列腺炎、湿热型慢性前列腺炎。

（6）竹笋拌莴苣

原料：竹笋、莴苣各200克，食盐、香油、白糖、味精、生姜末各适量。

制作：将莴苣洗净去皮切成滚刀块，竹笋洗净也切成滚刀块，之后一同在开水锅中煮熟，捞出沥干水装碗内。把食盐、香油、白糖、味精、生姜末一起调匀，浇在竹笋和莴苣块上，拌匀装盘即成。

用法：每日1~2次，佐餐食用。

功效主治：具有清热利尿之功效。适合前列腺增生、前列腺炎、前列腺结石等前列腺疾病下焦湿热出现小便淋涩疼痛者。

（7）素炒洋葱丝

原料：洋葱300克，食盐、黄酒、酱油、食醋、植物油各适量。

制作：将洋葱去根，剥去外壳，洗净切成细丝。炒锅上旺火，加入植物油烧热，放入洋葱丝煸炒，烹入黄酒，加入酱油、食盐，继续煸炒，待洋葱熟时淋入食醋，拌匀出锅即成。

用法：每日1~2次，佐餐食用。

功效主治：具有清热化痰、解毒利尿之功效。适合前列腺增生。

（8）凉拌西瓜皮

原料：西瓜皮500克，食盐、味精、酱油、白糖、蒜蓉、香油各适量。

制作：西瓜皮洗净，削去表皮和残剩的内瓤，切成薄片，加入食盐腌渍，挤去多余的水分，再加入蒜蓉、酱油、白糖、味精、香油，拌匀即成。

用法：每日 1~2 次，佐餐食用。

功效主治：具有滋阴清热之功效。适合前列腺增生阴虚火旺出现口渴心烦、小便赤热症状者。

（9）水蛭炖公鸡

原料：水蛭 30 克，公鸡 1 只，食盐适量。

制作：将水蛭洗净，备用。把公鸡宰杀后去毛及肠杂等，洗净，之后与水蛭一同放入砂锅中，加入适量清水，用中火炖至鸡肉熟烂，放入食盐调味即可。

用法：隔 3 日 1 剂，吃肉喝汤。

功效主治：具有益气补虚、活血化瘀之功效。适合慢性前列腺炎、前列腺增生、前列腺结石中医辨证属气滞血瘀型者。

（10）地丁炒田螺

原料：鲜紫花地丁 50 克，田螺肉、食盐、香油各适量。

制作：将田螺肉清洗干净，与淘洗干净的紫花地丁一起用香油炒熟，加食盐调味即成。

用法：每日 1 剂，佐餐随意食用。

功效主治：具有润肺清热、利水通淋之功效。适合前列腺炎、前列腺增生、前列腺结石等前列腺疾病出现小便黄赤短少、淋痛不通者。

（11）泥鳅炖豆腐

原料：活泥鳅 500 克，鲜豆腐 250 克，食盐、生姜末、味精、十三香各适量。

制作：将泥鳅剖开，去鳃及内脏等，洗净后入砂锅中，加食盐、生姜末、十三香以及适量清水，武火煮沸后，改用文火慢炖，至泥鳅五成熟时，加入洗净切成块的豆腐，继续用文火炖至泥鳅熟烂，用味精调味即可。

用法：每日 1 剂，佐餐随意食用。

功效主治：具有补中益气、祛湿利水之功效。适合前列腺炎、前列腺增生以及前列腺结石等前列腺疾病出现小便不通、热淋者。

（12）核桃仁炒韭菜

原料：核桃仁 50 克，韭菜 150 克，食盐、香油各适量。

制作：先将核桃仁用香油炸成黄色，再加入洗净、切段的韭菜，调入食盐，稍炒即成。

用法：每日 1 剂，佐餐食用。

功效主治：具有补肾助阳之功效。适合慢性前列腺炎、前列腺增生、前列腺结石中医辨证属肾阳不足型者。

# 09 适合前列腺疾病患者的汤羹类食疗方有哪些？

**咨询：**我患有前列腺增生，正在服药治疗，听说有一些汤羹味道鲜美，并且具有食疗作用，很适合前列腺炎、前列腺增生、前列腺结石等前列腺疾病患者服食，正好我平时就喜欢喝些汤或羹，请问适合前列腺疾病患者的汤羹类食疗方有哪些？

**解答：** 确实像您听说的那样，有些汤羹，味道鲜美，并且具有较好的食疗作用，很适合前列腺炎、前列腺增生、前列腺结石等前列腺疾病患者服食，下面介绍一些，供您选用。

（1）绿豆大肠汤

原料：绿豆 60 克，猪大肠 120 克，食盐适量。

制作：先将猪大肠去油，洗净、切碎，之后与淘洗干净的绿豆一同放入砂锅中，加入清水适量，武火煮沸后，改用文火慢炖，待大肠和绿豆熟烂，再放入食盐稍煮调味即可。

用法：食大肠、绿豆并饮汤，可常食之。

功效主治：具有清热解毒利湿之功效。适合湿热型急性前列腺炎。

（2）枸杞鸽肉汤

原料：枸杞子 30 克，鸽子 1 只，生姜丝、料酒、食盐各适量。

制作：将鸽子宰杀，去毛杂及内脏洗净，之后与枸杞子、生姜丝、料酒一同放入炖盅内，加入适量清水，盖上炖盅盖，放入锅中，隔水文火炖至鸽子肉熟烂，放入食盐调味即可。

用法：每日 1 次，食鸽子肉并饮汤。

功效主治：具有滋补肝肾之功效。适合慢性前列腺炎肝肾不足出现性欲低下症状者。

（3）鲤鱼冬瓜汤

原料：鲜活鲤鱼 1 条（重约 500 克），冬瓜 150 克，葱花、生姜末、食盐、味精、麻油各适量。

制作：先将鲤鱼宰杀，去鳞、腮及内脏，洗净切块，放入锅中，加入清水适量，武火煮沸后，再加入洗净、去皮、切块的冬瓜及葱花、生姜末，改用文火煮至鱼肉熟烂时，放入食盐、味精，再煮两沸，淋入麻油即成。

用法：佐餐当菜，吃鱼饮汤。

功效主治：具有健脾祛湿利尿之功效。适合慢性前列腺炎湿浊阻滞出现小便淋涩症状者。

（4）银耳红枣羹

原料：银耳20克，红枣100克，白糖适量。

制作：将银耳用水泡发洗净，再与洗净的红枣一放入砂锅中，加入清水适量，煮成羹状后入白糖调味即可。

用法：每日1~2次，佐餐食用。

功效主治：具有滋阴生津、益气利尿之功效。适合前列腺增生小便不利者。

（5）狗肉黑豆汤

原料：黑豆50克，狗肉500克，橘皮1小块，白酒、生姜丝、食盐各适量。

制作：将黑豆淘洗干净，狗肉洗净切成小块，加白酒、生姜丝、食盐渍半小时，之后与黑豆一同放入砂锅中，加入清水适量，武火煮沸后，再入橘皮，改用文火慢炖2~3小时即可。

用法：每日2次，分早、晚空腹食狗肉、黑豆并饮汤。

功效主治：具有补肾益精之功效。适合老年慢性前列腺炎、前列腺增生出现小便频数、淋涩症状者。

（6）灯心柿饼汤

原料：灯心草10克，柿饼2个，白糖适量。

制作：将灯心草洗净，与柿饼一同放入砂锅中，加入清水适量，共煮汤，待汤成时用白糖调味即可。

用法：每日1~2次，食柿饼并饮汤。

功效主治：具有清肺热、通小便、利湿热之功效。适合前列腺炎、前列腺增生、前列腺结石小便不畅或点滴不通者。

（7）兰花猪肉汤

原料：鲜白兰花 20~30 克，猪瘦肉 100~200 克，食盐适量。

制作：将猪肉洗切成小块状，之后与淘洗干净的白兰花一同放入砂锅中，加入清水适量煲汤，待猪肉熟烂汤成时再放入食盐调味即可。

用法：每日或隔日 1 次，食猪肉并饮汤。

功效主治：具有补肾滋阴、行气化浊之功效。适合前列腺炎、前列腺增生等前列腺疾病小便不利者。

（8）参芪冬瓜汤

原料：党参、黄芪 20 克，冬瓜 100 克，味精、食盐、香油各适量。

制作：将党参、黄芪水煎去渣取汁，之后趁热加入洗净切成小块状的冬瓜，再煮 10 分钟左右，放入食盐、味精、香油调味即可。

用法：每日 1~2 次，食冬瓜并饮汤。

功效主治：具有健脾益气、升阳利尿之功效。适合前列腺疾病小便不利者。

（9）冬瓜薏米汤

原料：冬瓜 250 克，生薏苡仁 50 克，海带 100 克。

制作：将冬瓜洗净切成块状，生薏苡仁淘洗干净，海带洗净切成小片状，一同放入砂锅中，加入清水适量，共煮成汤即可。

用法：随意食冬瓜、薏苡仁、海带并饮汤。

功效主治：具有利尿消肿、健脾利湿之功效。适合慢性前列腺炎、前列腺增生等前列腺疾病小便不利者。

（10）鱼腥草瘦肉汤

原料：鱼腥草 60 克，猪瘦肉 100 克，食盐适量。

制作：将鱼腥草洗净切成段，猪瘦肉洗净切成小块，之后一同放入砂锅中，加入清水适量，武火煮沸后，改用文火慢炖，待猪肉熟烂，再放入食盐调味即可。

用法：每日 1 次，食肉并饮汤。

功效主治：具有清热利湿通淋之功效。适合急性前列腺炎。

（11）茵陈菠菜瘦肉汤

原料：茵陈 80 克，菠菜 150 克，猪瘦肉 100 克，食盐、味精、葱花、生姜丝、植物油各适量。

制作：将茵陈水煎取汁；猪瘦肉洗净，切成细丝；取锅烧热，入植物油适量，待油热后入葱花、生姜丝，煸炒肉丝，肉熟后起锅备用。之后将药汁、肉丝及洗净的菠菜一同放入锅中，再加清水适量，煮至菠菜熟烂，调入食盐、味精即成。

用法：每日 1 次，食菜、肉，喝汤。

功效主治：具有清热利湿、益气健脾之功效。适合湿热型急性前列腺炎、慢性前列腺炎、前列腺结石。

（12）蚕蛹韭菜瘦肉汤

原料：蚕蛹 60 克，猪瘦肉、韭菜各 120 克，鸡蛋 1 个，生姜丝、葱花、食盐、植物油各适量。

制作：将蚕蛹洗净，下油锅略炒；猪肉洗净，切成小块；韭菜洗净，切成段。之后把蚕蛹和猪肉一同放入锅中，加入清水适量，武火煮沸后，改用文火煲 1 小时，下韭菜及搅匀的鸡蛋液，放入食盐、葱花、生姜丝稍煮调味即可。

用法：每日 1 次，食猪肉、蚕蛹并饮汤。

功效主治：具有补虚温肾缩尿之功效。适合肾阳虚之前列腺增生。

# 10 适合前列腺疾病患者的药茶验方有哪些？

**咨询：**我今年40岁，患有前列腺炎，正在服用中药治疗，听说有些药茶对前列腺炎、前列腺结石等前列腺疾病有调养作用，正好我喜欢饮茶品茶，但不清楚哪些药茶适合前列腺疾病患者饮用。请问<u>适合前列腺疾病患者的药茶验方有哪些？</u>

**解答：**确实有些药茶适量饮用，对前列腺炎、前列腺增生、前列腺结石等前列腺疾病有调养作用，下面介绍一些适合前列腺疾病患者饮用的药茶验方，您可在医生的指导下根据自己的情况选择饮用。

（1）二鲜饮

原料：鲜藕、鲜白茅根各120克。

制作：将鲜藕洗净、切成小片，鲜白茅根洗净、切碎，之后一同放入砂锅中，加入清水适量，煎取汁液。

用法：每日1剂，不拘时代茶饮用。

功效主治：具有清热利湿、解毒凉血之功效。适合血热型急性前列腺炎（血精）。

（2）车前草茶

原料：车前草 12 克。

制作：将车前草洗净，制成粗末，放入茶杯中，加沸水冲泡，加盖焖 10 分钟即可。

用法：每日 1 剂，代茶饮用。

功效主治：具有清热化湿利尿之功效。适合前列腺增生。

（3）冬葵叶茶

原料：冬葵叶适量。

制作：将冬葵叶洗净切碎，放入砂锅中，加入清水适量，煎取汁液即可。

用法：每日 1 剂，代茶饮用。

功效主治：具有清热利水通淋之功效。适合前列腺疾病出现小便不利、尿频尿急、淋沥涩痛症状者。

（4）鲜藕柏叶汁

原料：鲜藕 250 克，侧柏叶 60 克。

制作：将鲜藕洗净切碎，与洗净切碎的侧柏叶一同放入榨汁机中，榨取汁液。

用法：每日 1 剂，用凉开水冲后代茶饮用。

功效主治：具有清热凉血之功效。适合血热型前列腺炎（血精）。

（5）荸藕茅根饮

原料：鲜藕、鲜白茅根、荸荠各等份。

制作：将鲜藕洗净、切成小片，鲜白茅根洗净、切碎，荸荠洗净、切成小块，一同放入砂锅中，加入清水适量，煎取汁液。

用法：每日 1 剂，代茶饮用。

功效主治：具有清热利湿、凉血解毒之功效。适合湿热型急性前列腺炎。

（6）三花金钱茶

原料：玫瑰花 15 克，厚朴花 10 克，绿萼梅 20 克，金钱草 30 克，绿茶适量。

制作：将上药共为粗末，混匀后装入小纱布袋中，每袋 2 克。

用法：每次 1 袋，用沸水冲泡，代茶饮用。

功效主治：具有理气清热、利湿通淋之功效。适合急性前列腺炎。

（7）紫草菊花饮

原料：紫草 15 克，菊花 10 克。

制作：将紫草、菊花一同放入砂锅中，加入清水适量，煎取汁液即可。

用法：每日 1 剂，代茶饮用。

功效主治：具有清热解毒利湿之功效。适合湿热蕴结型急性前列腺炎。

（8）莲芡黑枣茶

原料：莲子、芡实各 30 克，黑枣 10 克。

制作：将莲子、芡实、黑枣一同放入砂锅中，加入清水适量，煎取汁液即可。

用法：每日 1 剂，代茶饮用。

功效主治：具有健脾补肾之功效。适合前列腺增生。

（9）竹叶利尿茶

原料：竹叶 20 克，乌龙茶 2 克。

制作：将竹叶洗净切碎，与乌龙茶一同放入茶杯中，加沸水冲泡，加盖焖 10 分钟即可。

用法：每日 1 剂，代茶饮用。

功效主治：具有清热解毒、利水消肿之功效。适合前列腺疾病湿热蕴结、小便涩痛者。

（10）石韦金钱茶

原料：石韦、金钱草各 20 克。

制作：将石韦、金钱草一同放入砂锅中，加入清水适量，煎取汁液即可。

用法：每日 1 剂，代茶饮用。

功效主治：具有清热利湿、凉血止血、利尿通淋之功效。适合前列腺疾病出现小便频数涩痛、血尿者。

（11）玉米须公英茶

原料：玉米须 30 克，鲜蒲公英 50 克，白糖适量。

制作：将玉米须、鲜蒲公英分别洗净，一同放入砂锅中，加入清水适量，煎取汁液，再入白糖调匀即可。

用法：每日 1 剂，代茶饮用。

功效主治：具有清热利尿通淋之功效。适合前列腺疾病出现小便涩痛不畅、尿时有灼热感症状者。

（12）玉米须车前茶

原料：玉米须、生甘草各 10 克，车前子 20 克。

制作：将玉米须除去杂质，车前子用纱布袋装好，生甘草洗净切成片，之后一同放入砂锅中，加入清水适量，煎煮 20 分钟，去渣取汁即可。

用法：每日 1 剂，分 2 次代茶温饮之。

功效主治：具有清利湿热、消肿止痛之功效。适合急性前列腺炎。

# 11 应用药茶调养前列腺疾病应注意什么?

**咨询：** 我最近总感觉会阴部胀痛不适，尿频、尿道灼热，经检查诊断为前列腺炎，听说有些药茶能调养前列腺炎、前列腺结石等前列腺疾病，我想试一试，但不知道应用药茶调养前列腺疾病有什么注意事项。请问**应用药茶调养前列腺疾病应注意什么？**

**解答：** 有些药茶确实能调养前列腺炎、前列腺结石等前列腺疾病，您患有前列腺炎，可以在医生的指导下根据具体情况选用药茶，饮用一段时间试一试。为了保证药茶调养前列腺疾病安全有效，避免发生不良反应，在应用药茶调养前列腺疾病时，应注意以下几点。

（1）掌握好主治：要掌握好药茶的适应证，严防对有禁忌证的前列腺疾病患者应用药茶进行调养。病情较轻的前列腺炎、前列腺增生、前列腺结石等前列腺疾病患者，均可采用药茶进行调养，但病情较重之患者尤其是病情较重之前列腺增生、前列腺癌患者，则非药茶所适宜，伴有严重心、脑、肺、肾等疾病的患者，也不宜单独应用药茶调养。

（2）谨防原料霉变：加工制作药茶的原料茶叶和中药容易受潮霉变，如果出现霉变，不但没有香味和药用价值，而且含有真菌毒素，对人体危害极大，故应谨防药茶霉变。

（3）辨证选用药茶：由于药茶所选用中药的不同，不同药茶有各不相同的适用范围，前列腺疾病患者要在医生的指导下，全面了解药茶的功效和适应证，结合自己的病情辨证选用药茶，不加分析地乱饮药茶不但难以获取调养前列腺炎、前列腺增生、前列腺结石等前列腺疾病的效果，还易出现诸多不适。

（4）妥善保管药茶：制作好的药茶宜置于低温干燥处密封保存，在潮湿的环境中不宜经常打开，以免受潮。不要与有异味的物品放在一起，以防串味。一次制作的药茶不要太多，防止时间久而变质。

（5）恰当服用药茶：药茶冲泡或煎煮后应尽量当日饮用完，不要放置时间太长，更不能服隔夜茶，避免被细菌污染变质。在饮用药茶时还应注意适当忌口。药茶饮用量要适当，太少达不到调养疾病的效果，太多则易影响消化功能，出现不良反应，反而不利于前列腺炎、前列腺增生、前列腺结石等前列腺疾病的治疗康复。由于某些药茶比较苦，难以下咽，在不影响药茶疗效的前提下，可适当加些矫味品，如冰糖、白糖、红糖、蜂蜜、炙甘草等。

（6）注意配合他法：药茶有一定的局限性，其作用较弱，见效较慢，在采用药茶调养前列腺炎、前列腺增生、前列腺结石等前列腺疾病时，还应注意与药物治疗、饮食调养、起居调摄、情志调节等其他治疗调养方法配合，以提高临床疗效。

# 12 前列腺疾病患者常有怎样的心理状态？

**咨询：** 我患有前列腺增生，现在每到排小便时都有恐惧的心理，担心小便困难，咨询医生说我这种情况是前列腺疾病患者心理状态中的一种，听说前列腺炎、前列腺增生等前列腺疾病患者的心理状态有多种。请问**前列腺疾病患者常有怎样的心理状态？**

**解答：** 人的精神、心理状态与疾病的发生发展密切相关，心理因素对前列腺炎、前列腺增生等前列腺疾病的治疗和康复大有影响。消除慢性前列腺炎、前列腺增生等前列腺疾病患者意识中的"心理创伤"，解除心理创伤对病情的干扰，是治疗前列腺疾病的重要一环。由于人们对前列腺疾病缺乏足够的认识，患上前列腺炎、前列腺增生、前列腺癌等前列腺疾病之后，有相当一部分患者不能正视自己的病情，不能从思想上正确对待，表现出多种不同的心理状态，情绪时有波动，不利于前列腺疾病的治疗和康复。保持稳定的心理状态，不被疾病所吓倒，善于自我调节，做好心理保健，对前列腺疾病的治疗和康复大有好处。前列腺疾病患者的心理状态是多种多样的，但就临床来看，恐惧、焦虑、悲观、急躁、无所谓、乱投医等类型较为多见。

前列腺疾病患者的心态随病情的变化以及患者的性格特点

等的不同而有较大差异，其心理状态是多种多样的。有的患者思想恐惧，担心病情恶化，害怕急性前列腺炎转变成慢性，害怕慢性前列腺炎难以治愈甚至出现多种并发症，恐惧前列腺癌转移危及生命，顾及前列腺结石随时发生剧痛甚至影响小便的排出等，终日惶惶，六神无主，呈现恐惧型；有的患者焦虑过度，多愁善感，忧心如焚，担心从此离不开药物治疗，忧愁身体从此垮了，担心别人嫌弃，担心影响工作、前途，为疾病是否能影响以后的夫妻生活等发愁，呈现焦虑型；有的患者，尤其是重症前列腺增生、前列腺癌患者，终日闷闷不乐，心情沮丧，意志消沉，悲观失望，对治疗缺乏信心和恒心，呈现悲观型；有的患者，如慢性前列腺炎影响性功能的患者，性情急躁，情绪冲动，容易发火，易于与他人争吵，终日烦躁不安，呈现急躁型；也有的患者，比如慢性前列腺炎、早期的前列腺增生患者，由于病情不重，自觉症状不明显，而无所谓，漫不经心，呈现无所谓的态度，把医生劝告的注意事项置于耳后，酗酒游玩通宵达旦，不能按时服药，不重视饮食调养和运动锻炼，不注意定期复查；更有一些患者，比如慢性前列腺炎、前列腺增生甚至前列腺癌患者，患病后轻信传言，病急乱投医，跟着广告和所谓的"祖传密方"走，到处求医，堆积用药。

那些本来就性格内向的前列腺疾病患者，尤其是前列腺增生、前列腺癌患者，忧郁的表现较为突出，对治疗疾病以及生活失去信心，承受力下降，抱怨自己，感到自己给家庭和他人带来麻烦，容易产生厌世悲观的情绪；那些性格外向的前列腺疾病患者，尤其是老年慢性前列腺炎、前列腺增生患者，则是责怪他人较多，比如责怪家人对他照顾不耐心，生活饮食不合意，医生治疗不精心等。

# *13* 怎样对前列腺疾病患者提供心理支持？

**咨询：** 我父亲患有前列腺癌，自从患病后他像变个人似的，紧张、焦虑、多疑，我知道对前列腺增生、前列腺癌等前列腺疾病患者进行心理呵护，增强战胜疾病的信心，有助于前列腺疾病的治疗和康复。请问**怎样对前列腺疾病患者提供心理支持？**

**解答：** 对前列腺炎、前列腺增生、前列腺癌等前列腺疾病患者来说，做好心理呵护，调整好心态，正确对待疾病，增强战胜疾病的信心，确实有助于其治疗和康复。前列腺疾病主要包括前列腺炎、前列腺增生、前列腺结石、前列腺癌等，是困扰男性的常见病、多发病。绝大多数前列腺疾病，比如慢性前列腺炎、前列腺增生、前列腺癌，难以在短时间内治愈，需要承受长期的疾病折磨，经历漫长的病程，往往产生较复杂的心理活动，常常是忧心忡忡、悲观失望等，给前列腺疾病患者提供心理支持，对前列腺疾病的治疗和康复无疑是十分重要的。

有相当一部分前列腺增生、前列腺结石患者，是在体检中无意中发现的，平时并无不适之感觉，所以在知道自己患有前列腺增生、前列腺结石的初始阶段，有相当一部分患者有侥幸心理，即不肯承认自己真的患了前列腺疾病，迟迟不愿进入患者角色。一旦认识到自己确实患了此病，又极易产生急躁的情绪，恨不得立即服上灵丹妙药，转瞬之间把病治好。他们对自己的疾病格外敏感、格外关心，喜欢刨根问底，不断向病友"取经"，或翻阅大量有关书籍，渴望弄清疾病的来龙去脉，企图主动地把握病情。

前列腺疾病患者随着病情变化，常常有时高兴、有时悲伤、有时满意、有时失望，紧张、焦虑、忧愁、愤懑、急躁、烦闷等消极情绪也经常出现。有些患者尤其是慢性前列腺炎、前列腺增生、前列腺癌患者由于长期被疾病折磨，人格特征也往往发生变化。那种兴高采烈、生机勃勃的形象不见了，代之以动作迟缓、情感脆弱、谨小慎微、被动依赖、敏感多疑、自我中心等表现。他们过分关注肌体感受，过分计较病情的变化，一旦受到消极暗示，就迅速出现抑郁心境，有时还可产生悲观厌世之感。

对前列腺疾病患者提供心理支持和心理护理，必须紧紧围绕前列腺疾病常常病程较长、见效慢、易反复等特点，调节情绪、变换心境、安慰鼓励，使之不断振奋精神，顽强地与疾病做斗争。并把心理护理与生理护理结合进行，做到互相促进。可以根据前列腺疾病患者的不同情况，选择欣赏音乐、绘画、赏花等，使其心情舒畅，情绪饱满。另外，幽雅的环境、舒适的治疗条件，也具有心理护理的意义。

对于自觉症状较重的、治疗效果不好的慢性前列腺炎、前列腺增生、前列腺结石患者，以及失去治疗信心的前列腺癌患者，医生和家属要态度和蔼、语言亲切、多安慰、多鼓励，不要视其为负担或包袱，表现出任何厌弃的行为，要千方百计地让患者树立战胜疾病的信心，保持健康愉快的心情，自觉主动地配合治疗。

# *14* 前列腺疾病患者应如何调整自己的心态？

**咨询：** 我最近总感觉尿频、尿道灼热，经检查诊断为前列腺炎，听说前列腺炎病程较长，治疗取效较慢，我有点担心，从网络上看到对前列腺炎、前列腺增生等前列腺疾病患者来说调整好心态也很重要。请问<u>前列腺疾病患者应如何调整自己的心态？</u>

**解答：** 对前列腺炎、前列腺增生、前列腺结石、前列腺癌等前列腺疾病患者来说，正确对待疾病，调整好心态，保持乐观向上的心情，积极配合治疗，是促使疾病顺利康复的前提和基础。要调整自己的心态，应从以下几个方面入手。

（1）一旦罹患前列腺疾病，患者要理性面对现实，认清自己所患疾病，不要悲观失望，要保持稳定的心理状态，以平常的心态对待自己的病情。要知道只要积极治疗，绝大多数前列腺疾病是能够顺利康复的。

（2）医生与患者共同参与、互相配合，药物治疗、饮食调养等治疗调养方法多管齐下，采取综合性的治疗措施，是提高前列腺疾病治疗效果的重要途径。前列腺疾病患者要积极主动就医，找医生沟通，对自己的境况有一个全面了解，对治疗方案、手段以及可能出现的情况有深刻的认识，与医生密切配合，争取在最佳时间得到及时全面的治疗。

（3）积极接受健康教育，提高对前列腺疾病的认识，尊重科学，不要迷信道听途说的东西，注意自我调养，从饮食调养、情志调节、起居调摄等日常生活的点点滴滴做起，全面提高自己的身体素质，促使疾病顺利康复，避免病情进一步发展和并发症的发生。

（4）要敞开心扉，积极与人沟通，消除孤独和悲观的心理，制定切实可行的生活目标，以使自己心灵有所依托，情感有所归宿，生活丰富多彩。

## 15 慢性前列腺炎患者怎样进行温水坐浴？

**咨询：**我最近总感觉会阴部胀痛不适，经检查诊断为慢性前列腺炎，自从患病后我特别关注慢性前列腺炎的防治知识，从报纸上看到温水坐浴有助于慢性前列腺炎的治疗和康复，我准备坚持用温水坐浴一段时间，请问慢性前列腺炎患者怎样进行温水坐浴？

**解答：**慢性前列腺炎患者到医院就诊时，医生除了给开一些中药或西药让其服用外，还常叮嘱坚持每日做温水坐浴1~2次，这是为什么呢？其实道理很简单，温水坐浴实际上是对前列腺局部的一种加温，通过温水坐浴可以使患者感到温暖舒适。从生理作用来看，局部温度的增高能使肌肉松弛，血管扩张，血液循环加快。在前列腺有炎症的情况下，温水坐浴可以解除炎症引起的下腹部胀满不适、小便淋涩等诸多症状，帮助局部炎性渗出物的消散和吸收。

温水坐浴的方法比较简单，无须特殊设备，患者在自己家中就能进行。具体方法是取一只大盆，里面倒入适量 40~42℃ 的温水，水的深度为盆高的 1/3 或 1/2，患者排尽大小便后，臀部坐在盆中，使会阴部浸在温水里进行浸浴。通常每日坐浴 1~2 次，每次坐浴的时间控制在 15~30 分钟，中途水温降低时可再加入适量的开水以升高水温。

温水坐浴方法简单，行之有效，是深受慢性前列腺炎患者欢迎的自我调治手段。需要注意的是，对未婚的慢性前列腺炎患者，不宜采用温水坐浴这一方法。因为睾丸产生精子必须有一个低温环境，正常男子阴囊内睾丸的温度要比体温低 2℃ 左右，如果长时间温水坐浴，会使睾丸温度升高，从而妨碍睾丸产生精子的能力，影响生育。

# 16 前列腺疾病患者运动锻炼的原则有哪些？

**咨询：** 我今年 46 岁，患有慢性前列腺炎，正在服药治疗，我知道运动锻炼的重要性，听说慢性前列腺炎、前列腺增生等前列腺疾病患者的运动锻炼并非是随意的、无限制的，是有一定原则的，请问<u>前列腺疾病患者运动锻炼的原则有哪些？</u>

**解答：**科学合理的运动锻炼对慢性前列腺炎、前列腺增生等前列腺疾病的治疗和康复无疑是十分有益的。前列腺疾病患者运动锻炼最为关键的是根据自己的具体情况，本着量力而行、循序渐进的原则进行，并注意进行自我监测，也就是说按照医生开具的运动处方，在明白注意事项的前提下来进行运动锻炼。前列腺疾病患者在进行运动锻炼时，应注意坚持以下原则。

（1）宜适度不疲：前列腺疾病患者在进行运动锻炼时，要注意掌握运动量的大小，尤其是体质较差的人更应注意，总的原则是宜适度不疲。运动量太小达不到运动锻炼的目的，起不到健身的作用，运动量过大则可能超过了机体的耐受程度，反而会使身体因过度疲劳而受损，因此运动锻炼强调适度不疲，循序渐进，不可急于求成、操之过急，否则往往欲速则不达。一般来说，以每次运动锻炼后感觉身体轻松舒适、不过度疲劳为适宜。

（2）宜动静结合：前列腺疾病患者不能因为强调运动锻炼而忘了静，要做到动静结合，动静适宜。运动时一切顺乎自然，进行自然调息、调心，做到神态从容，摒弃杂念，神形兼顾，内外俱练，动于外而静于内，动主形而静主养神。在运动锻炼过程中内练精神，外练形体，使内外和谐，体现"由动入静""静中有动""以静制动""动静结合"的整体思想。太极拳、散步是典型的动静结合的运动锻炼方式，也是前列腺疾病患者较好的运动锻炼方法。

（3）宜有张有弛：前列腺疾病患者的运动锻炼，并非是要持久不停地运动，而是要做到有劳有逸、有张有弛，只有这样才能达到锻炼养生的目的，因此，紧张有力的运动要与放松、调息等休息运动相交替。为健康而进行的运动锻炼，应当是轻松愉快的，容易做到的，充满乐趣和丰富多彩的，出现疲劳和痛苦都是不可取的，即"运动应当在顺乎自然的方式下进行"。

（4）宜因人而异：因人而异是运动锻炼的基本原则之一，对于大多数中老年前列腺疾病患者来说，由于其肌肉力量减退，神经系统反应变慢，协调能力变差，宜选择动作缓慢柔和、肌肉协调放松、全身能得到活动的运动，如散步、打太极拳、慢跑等。而年轻力壮、身体较强健的前列腺疾病患者，可选择运动量大的锻炼项目，如长跑、练习易筋经、练习祛病延年二十式、做广播体操等。每个人工作性质不同，所选择的运动锻炼项目亦应有别，如售货员、理发员、厨师要长时间站立，易发生下肢静脉曲张，在运动时不要多跑多跳，应仰卧抬腿；经常伏案工作者，要选择一些扩胸、伸腰、仰头的运动项目。

（5）宜长期坚持：前列腺疾病患者的运动锻炼并非一朝一夕之功，贵在坚持。只有持之以恒、坚持不懈地进行适宜的运动锻炼，才能收到健身祛病的效果。运动锻炼不仅是形体的锻炼，也是意志和毅力的锻炼。人贵有志，学贵有恒，做任何事情，要想取得成效，没有恒心是不行的。古人云"冰冻三尺，非一日之寒"，说的就是这个道理。锻炼身体要经常而不间断，三天打鱼两天晒网则不可能达到锻炼的目的。如果因为工作忙难以按原计划时间坚持，每天挤出10分钟、8分钟进行短时间的锻炼也可以，若因病或因其他原因不能到野外或操场锻炼，在院内、室内、楼道内做做原地跑、原地跳，打打太极拳，做做广播体操也可以。

# 17 为什么前列腺炎和前列腺增生患者要加强骨盆运动？

**咨询：** 我最近总感觉尿频、排尿困难，尿末滴沥，经检查诊断为前列腺增生伴发前列腺炎，正在服用中药治疗，听说前列腺炎和前列腺增生患者要加强骨盆运动，我想进一步了解一下，麻烦您给我讲一讲，为什么前列腺炎和前列腺增生患者要加强骨盆运动？

**解答：** 这里首先告诉您，前列腺炎和前列腺增生患者确实要加强骨盆运动。骨盆位于躯干和下肢之间，是躯体与下肢之间的桥梁和纽带，在运动锻炼中起着承上启下的作用，能将下肢的运动与躯干的运动协调统一起来。当我们固定下肢运动时，躯干前屈时骨盆则向前倾，躯干后伸时骨盆则向后倾；当躯干固定时，髋关节屈时骨盆则向后倾，髋关节伸时骨盆则前倾。从运动解剖学的角度来看，骨盆的运动不是孤立的，是通过骨盆邻近肌群和盆底肌群共同配合收缩或舒张而实现的，常常伴随着躯干或下肢的运动。如体前屈运动、仰卧起坐等能引起骨盆前倾；悬垂举腿、背仰等引起骨盆后倾；体侧运动、鞍马侧摆引起骨盆侧倾；躯干回旋运动、走和跑时的运髋动作、投掷中的转髋动作引起骨盆回旋；鞍马的全旋动作引起骨盆环转等。

前列腺深藏在盆腔最里面，位于盆腔底部，上方是膀胱，下方是尿道，前方是耻骨，后方是直肠，左右由许多韧带和筋膜固定，自身肌肉又属不随意肌，决定了其位置的隐蔽和相对固定，要想像运动我们的四肢那样去运动前列腺是不可能的，只有使盆腔运动起来，才会带动置身于盆腔中的前列腺一起运动。以骨盆运动为主要方式进行锻炼时，盆底肌肉规律而有节奏地张弛，使前列腺及周围器官和组织的血液循环加速。同时腹腔内脏器尤其是肠道及大网膜也会有规律、有力度地对前列腺造成冲击，起到了按摩前列腺的作用。医学研究表明，骨盆运动会引发前列腺的对冲或共振，通过运动骨盆产生物理作用的方法来锻炼前列腺是可行的。适宜的骨盆运动能促进前列腺局部的血液循环、改善前列腺的功能，对前列腺炎和前列腺增生等前列腺疾病顺利康复是大有裨益的，所以前列腺炎和前列腺增生患者要加强骨盆运动。

## 18 前列腺疾病患者应如何散步？

**咨询：** 我患有前列腺增生，正在服药治疗，我知道运动锻炼的重要性，也明白散步是一项简单有效、不受环境条件限制的锻炼方式，能预防调养慢性前列腺炎、前列腺增生等前列腺疾病，但不清楚散步的要领和注意事项。**请问前列腺疾病患者应如何散步？**

**解答：** 散步对前列腺炎、前列腺增生等前列腺疾病患者确实十分有益，您患有前列腺增生，可以根据自己的情况坚持进行散步锻炼。俗话说："饭后三百步，不用上药铺""饭后百步走，能活九十九""每天遛个早，保健又防老"。唐代著名医家孙思邈也精辟地指出，"食毕当行步，令人能饮食、灭百病"。可见散步是养生保健的重要手段。

散步是一项简单而有效的锻炼方式，也是一种不受环境、条件限制，人人可行的保健运动。大量临床实践表明，散步也是防治慢性前列腺炎、前列腺增生等前列腺疾病行之有效的方法。每天坚持在户外进行轻松而有节奏的散步，可促进四肢及内脏器官的血液循环，调节神经系统功能，促进新陈代谢，调畅人的情志，解除神经、精神疲劳，使人气血流畅、脏腑功能协调。散步时可以运动到臀部和大腿肌肉，使盆底肌肉规律而有节奏地交替收缩和舒张，使前列腺及周围组织器官的血液循环加强，同时前列腺周围脏器和肌肉也会有规律、有力度地对前列腺造成冲击，起到了按摩前列腺的作用，这对前列腺疾病的康复均有帮助，散步对前列腺疾病患者是十分有益的。

散步容易做到，但坚持下来却不容易，散步虽好也须掌握要领，散步应注意循序渐进、持之以恒。散步前应使身体自然放松，适当活动肢体，调匀呼吸，然后再从容展步。散步时背要直，肩要平，精神饱满，抬头挺胸，目视前方，步履轻松，犹如闲庭信步，随着步子的节奏，两臂自然而有规律地摆动，在不知不觉中起到舒筋活络、行气活血、安神宁心、祛病强身的效果。慢性前列腺炎、前列腺增生等前列腺疾病患者应根据个人的体力情况确定散步速度的快慢和时间的长短，散步宜缓不宜急，宜顺其自然，而不宜强求，以身体发热、微出汗为宜。散步的方法有普通散步法、快速散步法以及反臂背向散步法等多种，前列腺疾病患者一般可采用普通散步法，即以每分钟60~90步的速度，每次散步 15~40 分钟，每日散步 1~2 次。

散步何时何地均可进行，饭后散步最好在进餐 30 分钟以后。散步的场地以空气清新的平地为宜，可选择公园之中、林荫道上或乡间小路等，不要到车多、人多或阴冷、偏僻之地去散步。散步时衣服要宽松舒适，鞋要轻便，以软底鞋为好，不宜穿高跟鞋、皮鞋。

# 19 前列腺疾病患者怎样练习祛病健身早操？

**咨询：** 我患有慢性前列腺炎，正在服药治疗，我知道运动锻炼是慢性前列腺炎、前列腺增生等前列腺疾病患者自我调养的重要方法，有助于前列腺疾病的治疗和康复，听说练习祛病健身早操的效果就不错。请问**前列腺疾病患者怎样练习祛病健身早操**？

**解答：** 祛病健身早操分为举臂呼吸、屈膝屈肘、摆动双手、屈膝屈髋、体肘侧屈、直立轻跳和便步行走 7 节。慢性前列腺炎、前列腺增生等前列腺疾病患者坚持练习祛病健身早操，能解除精神紧张和身心疲劳，增强机体新陈代谢，提高机体抗病能力，有助于促进前列腺及周围组织器官的血液循环，改善前列腺的功能，减轻或消除下腹部胀满不适、小便淋涩疼痛等诸多症状，前列腺疾病患者宜在医生的指导下坚持练习。下面是其具体练习方法。

（1）举臂呼吸

预备姿势：双脚平行站立，距离与肩同宽，双臂自然下垂于体侧，全身放松。

做法：双手侧平举，掌心向下，略抬头吸气；还原成预备姿势，呼气。重复做以上动作4~6次。

（2）屈膝屈肘

预备姿势：双脚稍分开站立，双臂自然下垂于体侧，双眼平视前方。

做法：略屈膝下蹲，同时双于经两侧屈肘，手指触肩；还原成预备姿势。重复做以上动作4~6次，呼吸要均匀。

（3）摆动双手

预备姿势：双脚前后自然分立，双臂自然下垂，平视前方。

做法：双手交替前后自然摆动2次，呼吸1次（手前举与肩同高，后摆之后又回到与肩同高的位置，叫摆动1次）。先左脚在前，右脚在后，做4~6次；然后右脚在前，左脚在后，重复做4~6次。摆动的节奏要慢。

（4）屈膝屈髋

预备姿势：仰卧或坐姿。

做法：屈膝同时屈髋，呼气；还原成预备姿势，吸气。重复做以上动作4~6次。动作完毕，要静躺1分钟。

（5）体肘侧屈

预备姿势：双脚自然站立，双腿并拢，双臂自然下垂于体侧，全身放松。

做法：身体右侧屈，右手沿右腿外侧下伸，同时侧屈左肘，左手提至左腋下，呼气；还原成预备姿势，吸气。左侧动作同右侧，但方向相反。重复做以上动作4~6次。注意身体侧屈时腿不要弯曲。

（6）直立轻跳

预备姿势：双脚平行站立，距离稍比肩窄，双手叉腰，平视前方。

做法：原地轻跳，中等节奏，均匀呼吸，跳 10~12 次。

（7）便步行走

预备姿势：双脚自然站立，双臂自然下垂于体侧，全身放松。

做法：调匀呼吸，从容展步，步履轻松，随着步子的节奏，两臂自然而有规律地摆动，行走 3~5 分钟。

## 20 慢跑能调养前列腺炎和前列腺增生吗？应如何慢跑？

**咨询：** 我今年 47 岁，最近总感觉尿频、排尿困难，尿末滴沥，经检查诊断为前列腺增生伴发前列腺炎，正在服药治疗，听说慢跑能调养前列腺炎和前列腺增生，我准备试一试，但又不太放心。请问慢跑能调养前列腺炎和前列腺增生吗？应如何慢跑？

**解答：** 慢跑又称健身跑，是近年来流行于世界的锻炼项目，它简便易行，无须场地和器材，老幼皆宜，是人们最常用的防病健身手段之一。慢跑时大量的肌群参加运动，其供氧量比静止时多 8~10 倍，呼吸加快、加深，能使心脏和血管得到良性刺激，加强肺活量，增加气体交换，有效地增强心肺功能，增强机体抗病能力。通过适当的慢跑，可增强腿力，对全身肌肉，尤其对下肢的关节、肌肉有明显的锻炼效果。同时，慢跑可提高机体代谢功能，调节大脑皮质功能，使人精神愉快，促进胃肠蠕动，增强消化功能，增强机体抗病能力。前列腺炎和前列腺增生患者坚持慢跑，有助于促进前列腺及周围组织器官的血液循环，改善前列腺的功能，减轻或消除下腹部胀满不适、小便淋涩疼痛等诸多症状。慢跑确实能调养前列腺炎和前列腺增生，是前列腺炎和前列腺增生患者常用的祛病保健方法。

慢跑前要进行身体检查，严防有慢跑禁忌证者进行慢跑，急性前列腺炎、慢性前列腺炎急性发作时以及前列腺增生出现尿潴留时等，均应谨慎选用慢跑，最好由医生评估后决定。慢跑时应稍减一些衣服，做3~5分钟的准备活动，如活动活动脚、踝关节及膝关节，伸展一下肢体或做片刻徒手体操，之后由步行逐渐过渡到慢跑。慢跑时的正确姿势是全身肌肉放松，两手微微握拳，上身略向前倾，上臂和前臂弯曲呈90度左右，两臂自然前后摆动，两脚落地要轻，呼吸深长而均匀，与步伐有节奏地配合。一般应前脚掌先落地，并用前脚掌向后蹬地，以产生向上向前的反作用，有节奏地向前奔跑。

采用慢跑运动进行锻炼时，要有一个逐渐适应的过程。慢跑通常应先从慢速开始，等身体各组织器官协调适应后，可以放开步伐，用均匀的速度行进。慢跑时应以不气喘、不吃力、两人同跑时可轻松对话为宜。慢跑的距离起初可短一些，要循序渐进，可根据自己的具体情况灵活掌握慢跑的速度和时间，运动量以心率每分钟不超过120次，全身感觉微热而不感到疲劳为度。慢跑的速度一般以每分钟100~120米为宜，时间可控制在 10~30 分钟。在慢跑行将结束时，要注意逐渐减慢速度，使生理活动慢慢缓和下来，不可突然停止。

慢跑应选择在空气新鲜、道路平坦的场所，不宜在车辆及行人较多的地方跑步，不要在饭后立即跑步，也不宜在跑步后立即进食，并应注意穿大小合适、厚度与弹性适当的运动鞋。慢跑后可做一些整理活动，及时用干毛巾擦汗，穿好衣服。慢跑中若出现呼吸困难、心悸胸痛、腹痛等症状，应立即减速或停止跑步，必要时可到医院检查诊治。

## 21 前列腺增生和慢性前列腺炎患者如何练习提肛运动和仰卧起坐？

**咨询：**我患有前列腺增生和慢性前列腺炎，自从患病后我比较关注前列腺增生和慢性前列腺炎的防治知识，听说练习提肛运动和仰卧起坐能治疗调养前列腺增生和慢性前列腺炎。请问前列腺增生和慢性前列腺炎患者如何练习提肛运动和仰卧起坐？

**解答：**提肛运动和仰卧起坐能促进前列腺及周围组织器官的血液循环，改善前列腺的功能，是治疗调养前列腺增生和慢性前列腺炎行之有效的运动锻炼养护方法，前列腺增生和慢性前列腺炎患者宜在医生的指导下坚持进行练习。

（1）提肛运动：提肛运动又称凯格尔锻炼法，最早主要用于产后妇女尿失禁，因为这项运动可以调节盆腔内压、加强骨盆底肌群的力量，现被广泛用于前列腺保健和前列腺疾病的辅助治疗。提肛运动可以增强盆底与前列腺的血液循环和肌肉弹性，使局部血液循环得到改善。同时提肛运动也可以对前列腺起到按摩的效果，促进会阴部的静脉血液回流，使前列腺充血减轻。有研究表明，提肛运动开始坚持得越早，前列腺异常的发病时间越晚，前列腺疾病的预后也越好，前列腺增生和慢性前列腺炎等前列腺疾病患者宜坚持进行提肛练习。提肛运动主要是有意识地收缩和放松盆底肌肉，即先做收缩肛门的动作，每次保持1秒钟，然后再收缩再放松，交替进行，开始每天做2组，每组20次，以后逐渐增加为每天2组，每组75次。

（2）仰卧起坐：仰卧起坐主要锻炼腹部和大腿肌肉，通过腹部收缩肌肉牵拉髂腰肌和腹直肌，使骨盆前倾，盆底肌群得到锻炼。直膝仰卧起坐主要运动髂腰肌，活动髋关节；屈膝仰卧起坐主要运动腹直肌（包括腹内斜肌和腹外斜肌）促使骨盆前倾。仰卧起坐借助腹直肌的运动牵拉会阴部肌群，具有促进前列腺及其周围组织血液循环，缓解肌肉痉挛，降低前列腺神经兴奋性的作用，不仅是前列腺保健行之有效的方法，也是慢性前列腺炎和前列腺增生患者的重要运动疗法。练习时仰卧于硬板床或长凳子上，两臂置于体侧或双手交叉置于胸前或脑后，然后借收腹力量坐起，并尽量前屈体，再徐徐还原仰卧位。通常每天做1~2遍，每遍练习30~50次为宜。初练时如果有困难，可借助他人帮助，按住双腿练习，也可借助两臂向前探举或前摆来帮助坐起，随着练习次数的增加逐渐提高难度，直到能独立练习双手交叉头后仰卧坐起，并能于坐起后用肘触相对应下肢的膝部。

# 22 前列腺炎和前列腺增生患者如何练习提肾功？

**咨询：** 我最近总感觉尿频、排尿困难，经检查诊断为前列腺增生，正在服用中药治疗。我从网络上看到练习提肾功能预防调养前列腺炎和前列腺增生，准备在服用中药的同时配合练习一段时间提肾功。请问**前列腺炎和前列腺增生患者如何练习提肾功？**

**解答：** 前列腺炎和前列腺增生患者坚持练习提肾功，能调和阴阳气血，调整脏腑功能，促进前列腺及周围组织器官的血液循环，改善前列腺功能，减轻或消除下腹部胀满不适、小便淋涩疼痛等诸多症状。提肾功包括会阴收缩功、揉搓会阴穴、肾脏按摩、按揉丹田以及摩擦涌泉，下面是其具体练习方法。

（1）会阴收缩功：端坐凳子上，双足踏地，足间距离与肩同宽，双手放在大腿上，掌心向上向下均可。坐时应坐凳子边，练习数天之后熟练了即可不用坐凳子，随时随地可练习。练习时集中思想于下部（即会阴部、阴囊与肛门连线的中点），随着呼吸下部会阴一提一放，一紧一松，即用暗劲往上、往里提缩，如忍大便状。呼吸采取腹式呼吸法，即呼气时腹部凹进，同时略用些力，将下部会阴上提，也即一紧；吸气时将会阴随着腹部凸出而下放，即一松。如此，随着呼吸一紧一松，反复进行。通常每日可练习2~3次，每次只宜提缩十几遍，不能超过

18 遍。

（2）揉搓会阴穴：仰卧屈膝，选取会阴穴，两手掌搓热后，用食指轻轻按揉会阴穴 20 次。

（3）肾脏按摩：两手掌擦热后，置于腰背部相当于两肾的位置，上下摩擦 36 次。此种腰部按摩能补肾益精。

（4）按揉丹田：仰卧位，两手重叠（左手在下）在下丹田的位置，左右旋转按揉各 30 次。注意操作时自然呼吸，用力不可过猛。

（5）摩擦涌泉：摩擦涌泉亦即搓脚心，操作时先将两手搓热，然后以右手掌搓左脚心，左手掌搓右脚心的方法，左右涌泉穴各摩擦搓揉 50 次。

# 23 前列腺增生患者如何练习前列腺增生康复功？

**咨询：**我患有前列腺增生，知道前列腺增生患者要注意运动锻炼，也清楚运动锻炼的项目有很多，以前我是每天坚持散步，今天听说练习前列腺增生康复功有助于前列腺增生的治疗和康复，我准备试一试。请问<u>前列腺增生患者如何练习前列腺增生康复功？</u>

**解答：**前列腺增生康复功选自林秉汉、谢英彪主编，西安交通大学出版社出版的《前列腺增生防与治》一书。前列腺增生患者坚持练习前列腺增生康复功，能减轻或消除下腹部胀满不适、尿频、尿急、尿细、尿无力、尿潴留等诸多症状。通常每日早、晚各练习1次，宜持之以恒地练习，下面是其具体练习方法。

（1）姿势：以站式为主，方向不拘，两脚分开与肩同宽，膝盖微微弯曲，松腰塌胯，沉肩坠肘，虚腋疏指，下巴回收，目光平视前方后逐渐收回，两眼微闭，面含微笑，使心身获得完全的放松。

（2）预备：先做意念牵引，即意念与轻微的动作相配合，使5节腰椎、12节胸椎、7节颈椎逐一拉开，向上挺拔，百会上顶，头如悬梁，尾椎下坠，然后放松。如此反复做3遍，呼吸自然。准备开始练习以下功法。

（3）功法：前列腺增生康复功的全套功法共8节，包括全身抖动、松静站立、强肾呼吸、腰背按摩、臀部按摩、臀部捏颤、下身敲打以及收功。

全身抖动：两脚分开略宽于肩，做1次深长的呼吸后，以两膝及臀部为着力点，全身做轻松自如而快速地上下抖动5分钟。手臂、手腕、手掌、阴部、全身肌肉、五脏六腑等也随之起伏抖动。抖动时先由慢逐渐加快，即将结束时逐渐放慢，使下半身有温热感。抖动完后再做1次深长的呼吸。有活血化瘀、疏经活络之功效。

松静站立：两脚分开与肩同宽，两手重叠（左手在内，右手在外）置于丹田，周身放松，两眼微闭，呼吸自然，意守会阴穴3分钟，意念产生温热感。

强肾呼吸：接上式，作逆腹式呼吸。吸气时，缓缓地内收小腹，提缩肛门，臀部及大腿肌肉也随之绷紧，慢慢地将气吸至会阴穴，然后呼气，再放松还原。共呼吸18次。熟练后还可适当增加呼吸的次数。

腰背按摩：①将两手置于身后，用虎口处自肩胛骨下方，沿脊柱两侧膀胱经至臀部中央，上下往返略用力推摩36下，以发热为度；②用两手虎口处，以肾俞穴为中心，上下往返推摩腰部36下，以发热为度；③左手掌自尾骶沿脊柱向上按摩至胸椎中部，右手同时自胸椎中部沿脊柱向下按摩至尾骶，两手相遇时上方手掌从下方手掌内穿过，共按摩36下，以发热为度；④两手掌相并，置于八髎穴，略用力快速推摩36下，以发热为度，但要注意勿损伤皮肤。

臀部按摩：①左右手掌分别同时用力，由外向内按摩左右侧臀部36下，以发热为度；②左右手掌分别由尾骶至会阴各按摩18下；③用两手中指分别揉按会阴各36下，以有酸胀感为好。

臀部捏颤：①先将身体重心移至右腿，左脚尖触地，左腿放松，用左手由左臀部下方至上方逐一用力提捏36下，再将身体重心移至左腿，右脚尖触地，右腿放松，用同样方法用力提捏右臀部36下，以有酸胀感为好；②先将身体重心移至右腿，左脚尖触地，左腿放松，用左手四指指腹扶着左侧臀部下方，用手腕及手指颤动之力带动臀部肌肉做上下快速颤动81次，然后用同样的方法换右侧臀部做快速颤动81次，使会阴部位有明显的振动感。

下身敲打：①两手握空拳，自神阙交替敲打至耻骨，共8下，然后两手空拳自尾闾交替敲打至命门，共8下，以上操作为1遍，共敲打8遍，使下身有振动感；②两手握空拳，同时以拳眼处略用力敲打臀部两侧中央环跳穴36下，使下身有振动感；③两手握空拳，交替以拳眼处略用力敲打长强穴36下，敲打时腰部要随之左右转动，即用左手敲打时腰部略向左旋转，用右手敲打时腰部略向右旋转，以免损伤腰部，敲打速度要慢一些，并使肛门及会阴部位有振动感及明显的收缩感；④两手握空拳，左手敲打耻骨的同时右手敲打尾闾，然后换右手敲打耻骨左手敲打尾闾，反复敲打 36 下；⑤两手握空拳，同时在两侧腹股沟自上至下反复敲打 36 下。

收功：练完全身抖动、松静站立、强肾呼吸、腰背按摩、臀部按摩、臀部捏颤、下身敲打 7 节后即可收功，收功时按预备式站立，两手重叠置于丹田（左手在内，右手在外），静养片刻，意念"我收功了"。

# 24 如何运用强壮养生法调养前列腺结石？

**咨询：** 我今年 50 岁，平时并没有不舒服的感觉，自认为身体很好，前天健康体检时发现患有前列腺结石，听朋友说强壮养生法能调养前列腺结石，可怎么练习强壮养生法他并没有说太清楚，上网也没有查到，请问如何运用强壮养生法调养前列腺结石？

**解答：** 强壮养生法选自王国忠、张新荣主编，金盾出版社出版的《前列腺疾病防治 270 问》一书。前列腺结石患者坚持练习强壮养生法，能改善或消除下腹部胀满不适、小便淋涩不利等症状，对前列腺结石患者的治疗和康复大有裨益。下面是其具体练习方法。

（1）取坐式：自然盘腿，体位端正坐稳，头略向前低，胸部微俯，双肩下垂，臀部略向后突，以一手轻握另一手四指，自然贴于少腹之前。调整呼吸时，先轻闭口，鼻自然轻微地呼吸。吸气时舌尖顶上腭，少腹部缓慢隆起，闭气时腹部隆起不动，呼气时舌尖放下，腹部缓慢收缩，气随之呼出。练习时要注意呼吸要细、缓、柔、匀，逐步达到细缓深长。在呼吸的中间不需停顿，精神要集中，意守丹田。通常每次练习30分钟，每日1次。

（2）取仰卧式：头部枕于枕头上，下肢自然伸出靠拢，足尖朝上，上肢放于身体两侧，全身放松，精神集中，意守丹田。用深呼吸法，口闭，鼻作深长呼吸，舌尖轻顶上腭。呼吸保持静细、深长、均匀。通常每次练习20~30分钟，每日1次。

（3）取仰卧式：吸气时，胸部扩大，腹部往里缩，呼气时相反，腹往外鼓，胸部收缩。练习时要精神集中，意守丹田。通常每次练习30分钟，每日1次。

（4）取坐式：自然盘腿，体位端正坐稳，体质虚弱病重者可盘腿坐于床上，两手互叠，置于耻骨联合处，松静自然。常用腹式呼吸法，吸气时轻轻用力，使腹肌收缩，腹壁凹进，呼气比吸气长（约3：2），吸气时不可憋气。要求呼吸自然柔和，缓慢均匀，精神要集中，意守丹田。通常每次练习30分钟，每日1次。

# 25 前列腺增生患者在性生活方面要注意哪些问题？

**咨询：** 我患前列腺增生已有一段时间，听说前列腺增生患者不仅要保持规律化的生活起居，还应节制房事，自从患病以后我就很少再过性生活，生怕性生活影响病情，不仅爱人郁闷，我也很内疚。请问**前列腺增生患者在性生活方面要注意哪些问题？**

**解答：** 前列腺增生患者有的会出现一时性的性欲增强，有的则主要表现为性功能低下。因此，患前列腺增生后究竟在性生活方面需要注意哪些问题，这是大家普遍关心的。一般来说，前列腺增生患者的性生活应掌握一个原则，即既不加重病情，又不影响治疗，具体应该做到以下几点。

（1）即使有些早期前列腺增生患者有性欲增强的情况，也决不可纵欲无度，因为性生活过频一方面会加重前列腺的充血水肿和瘀血，另一方面在性生活时膀胱"出口处"会发生强烈的收缩，以防止精液倒流入膀胱，这两方面均可加重前列腺增生的程度，使原有的前列腺增生状况变得更加明显，有时还会诱发急性尿潴留。

（2）前列腺增生患者症状不明显，或已经采取药物治疗，并取得了较好的疗效，病情比较稳定，以往又没有发生过急性尿潴留的，可根据自己的情况适当进行性生活，但必须注意节制，限制次数，一般以每月不超过 3 次为宜。

（3）前列腺增生程度较重、症状明显，特别是有排尿困难，甚至尿潴留尚未治愈的患者，一般不宜进行性生活。

（4）有些前列腺增生患者由于多种原因出现了阳痿、早泄，此时应暂停性生活，积极进行治疗，切不可勉强从事。也有些患者在应用雌性激素治疗期间会出现一时性的性欲低下、性功能减退，在这种情况下，应暂时停止或减少性生活，切勿勉强行事，以免引起心理障碍，只有等到停用雌性激素后，病情稳定的情况下方可再恢复性生活。

## 26 急性前列腺炎患者在日常生活中应注意什么？

**咨询：** 我患有急性前列腺炎，正在服用中药治疗，我知道疾病是三分治疗，七分调养，急性前列腺炎患者除了必要的药物治疗外，日常生活中还应重视自我调养，但还不清楚应该如何进行调养，请您给我讲一讲，**急性前列腺炎患者在日常生活中应注意什么？**

**解答：** 人们常说疾病三分治疗，七分调养，急性前列腺炎也是如此。急性前列腺炎患者的自我调养，应注意从日常生活起居调摄做起。将急性前列腺炎患者日常生活中应注意的问题概括起来，主要有以下几点。

（1）正确对待疾病，消除紧张焦虑的情绪，保持健康的心态和良好的情绪，积极配合医生的各种治疗，以达到最佳的治疗效果。

（2）注意休息，必要时应卧床休息，发热时要多饮水，以补充体内丢失的水分，促进排尿，饮食要清淡易消化、富有营养，不吃辛辣刺激之品和油腻难消化之食物。大便干结时可适当吃些香蕉或给予润肠通便药，以防大便干结，保持大便通畅。

（3）禁忌性生活，避免性刺激和性兴奋，以减轻前列腺的负担。可进行下腹会阴部热敷或热水坐浴，通常每次 15~20 分钟，每日 2~3 次，以改善局部血液循环，减轻局部疼痛不适等症状。

（4）急性炎症期不做前列腺按摩，禁用尿道器械检查，以防止感染扩散。排除诱发因素，如预防感冒及会阴损伤，避免骑自行车等。

（5）避免会阴部受潮湿、阴冷刺激，如疼痛剧烈时可服用镇痛药。

以上几点对急性前列腺炎患者而言，虽然是一些极为普通的辅助方法，但对治疗效果常能起到事半功倍的作用，因而千万不要忽视。

# 27 慢性前列腺炎患者在日常生活中应注意什么？

**咨询：** 我今年43岁，患慢性前列腺炎已有一段时间，正在服药治疗，我知道慢性前列腺炎患者除了必要的针对性治疗以外，在日常生活中还应重视自我调养，请问慢性前列腺炎患者在日常生活中应注意什么？

**解答：** 慢性前列腺炎具有病因复杂、病程较长、缠绵难愈、容易复发等特点，严重影响人们的健康和生活。治疗慢性前列腺炎并不是单纯服用药物，而应当是综合的，包括药物治疗、心理疏导以及起居调摄等。为了促使慢性前列腺炎顺利康复，防止复发，在注意选取药物治疗、心理疗法以及理疗等手段进行恰当治疗措施的同时，还应重视起居调养的作用。将慢性前列腺炎患者在日常生活中应注意的问题归纳起来，主要有以下几个方面。

（1）养成良好的生活习惯，保持健康的心态和良好的情绪，做到起居有常，早睡早起，按时作息，避免熬夜、过度劳累以及精神紧张等，以利于人体生物钟的正常运转，提高机体的抗病能力。

（2）积极参加体育锻炼，如打太极拳、散步、慢跑、练祛病健身早操等，避免久坐以及长时间骑自行车等，以改善前列腺局部的血液循环，防止前列腺充血和瘀血，以利于局部炎症消散吸收。

（3）注意防寒保暖，避免会阴部受潮湿阴冷刺激，积极治疗急性尿道炎、急性扁桃体炎等感染性疾病。多饮水，不憋尿，以保持尿路通畅，有助于前列腺分泌物排出，从而减轻前列腺的炎症。

（4）戒除手淫，节制房事，以避免加重前列腺充血。同房前后注意清洗下身，以预防感染发生。养成每晚用热水坐浴的习惯，改善前列腺局部的血液循环，促使炎症消散吸收，以防止病情反复。

（5）重视饮食调理，戒除吸烟饮酒。饮食要清淡、富有营养、易于消化，不吃或少吃辣椒、胡椒、生姜、大蒜、洋葱等辛辣刺激之品以及煎炸油腻难消化之食物，以免对前列腺造成不良影响。

# 28 前列腺增生患者在日常生活中应注意什么？

**咨询：** 我最近一段时间总感觉尿频、排尿困难，尿末滴沥，今天到医院就诊，经检查诊断为前列腺增生，正在服药治疗。听说对前列腺增生患者来说，注意起居调摄，做好自我保健工作十分重要，我要咨询的是：**前列腺增生患者在日常生活中应注意什么？**

**解答：** 前列腺增生的发生并非一朝一夕，而是一个日积月累、缓慢发展的过程，绝大多数前列腺增生患者经过积极的治疗和良好的自我保健，可以达到控制或延缓增生发展的目的。注意起居调理、做好自我保健调养，对前列腺增生患者来说十分重要，保健工作做得好，既可巩固治疗效果，又可避免病情恶化和急性尿潴留的发生。从自我保健的角度来说，前列腺增生患者在日常生活中应注意以下几个方面。

（1）注意劳逸结合，避免过度疲劳。保持规律化的生活起居，保证充足有效的睡眠，每天按时睡觉，按时起床，并制定出作息时间表，养成有规律的生活习惯，以保证内脏器官有条不紊地工作，提高机体的抗病能力。

（2）乐观对待病情，树立战胜疾病的信心，消除紧张、焦虑、忧愁等不良的情绪，做到天天都有好的心情。讲究卫生，有尿滴沥、尿不尽等者应经常换洗内衣裤，保持阴部皮肤清洁与干燥，内衣裤宜在阳光下暴晒。

（3）重视饮食调养，饮食宜清淡、易于消化、富有营养，可适当多吃蔬菜和水果，不吃或尽量少吃辛辣刺激之食物，戒除吸烟饮酒。注意防寒保暖，避免会阴部受潮湿阴冷刺激，积极预防感冒和上呼吸道感染等。

（4）性生活要适度，戒除手淫，不要久坐或长时间骑自行车。要保持大便通畅，防止出现便秘。平时不可忍尿、不憋尿，防止膀胱过度充盈。一旦发生泌尿生殖系感染要及时治疗，以避免加重病情，出现尿潴留等。

（5）积极参加体育锻炼，如坚持每天做收腹提肛操（方法是随自己的呼吸，吸气时收小腹缩肛门，呼气时则放松，连做数十次至上百次，姿势不限，站、坐、卧位均可）、打太极拳、散步等。也可采取小便后稍加压按摩小腹的方法点压脐下气海、关元等穴，以有利于膀胱功能恢复，还可每晚睡前坚持按摩涌泉、关元、会阴、中极穴等。

# 29 前列腺结石患者在日常生活中应注意什么？

**咨询：** 我今年49岁，平时并没有什么不舒服的感觉，自认为身体很好，今天单位健康体检，发现患有前列腺结石。医生说像我这种情况不需要治疗，不过需要注意日常生活起居，做到定期复查。麻烦您给我讲一讲，<u>前列腺结石患者在日常生活中应注意什么？</u>

**解答：** 前列腺结石是指发生在前列腺组织或腺泡内的结石，绝大多数前列腺结石伴有前列腺增生或慢性前列腺炎，自我调养在前列腺结石的治疗康复中占有重要地位。前列腺结石患者在日常生活中应注意以下几个方面。

（1）戒除吸烟饮酒，饮食应清淡易于消化，少吃辛辣刺激性食物。可适当多吃青菜、水果，比如萝卜、小白菜、甘蔗、苹果、柑橘、葡萄、菠萝等，少吃增加尿酸的食品，如肉类、高蛋白食物等，不要大量食用巧克力和菠菜。

（2）保持规律化的生活起居，注意保持大便通畅，平时适当多饮水，以稀释尿液和冲刷尿液中的结石。做到有尿就排，切不可憋尿，憋尿会造成膀胱过度充盈，使膀胱逼尿肌张力减弱，排尿发生困难，容易诱发急性尿潴留。

（3）坚持适当的运动锻炼。多运动不仅可以减少结石的发生，经常参加文体活动及体育锻炼还有助于减轻前列腺结石患者下腹部胀痛不适、小便淋涩不利等自觉症状，但不宜进行剧烈的活动，并应避免久坐和长距离骑自行车。

（4）做到合理休息，注意防寒保暖，预防感冒和上呼吸道感染等。防止性生活过度，尤其要警惕性交中断和手淫的行为。根据病情的需要进行按摩调治，可按摩小腹及点压脐下气海、关元等穴。及时治疗前列腺炎、膀胱炎等。

# 30 前列腺癌患者在日常生活中应注意什么？

**咨询：**我父亲今年67岁，患前列腺癌已有一段时间，正在服药治疗，听说对前列腺癌患者来说，除采取恰当的措施积极治疗外，日常生活中还应注意自我调养，这对减轻痛苦、提高生存质量十分必要。请问前列腺癌患者在日常生活中应注意什么？

**解答：**前列腺癌是发生于前列腺的恶性肿瘤，也是最常见的男性肿瘤之一，年龄越大，发病率越高。前列腺癌早期症状并不典型，较易被忽视，一旦被发现多已属中、晚期，给治疗带来诸多困难，尽早发现并及时治疗前列腺癌显得尤为重要。

对前列腺癌患者来说，除采取恰当的措施积极进行治疗外，还应注意日常生活中的调养和护理，这对减轻痛苦、提高生存质量和延长生命是十分必要的。

（1）要树立战胜疾病的信心，保持健康的心态和良好的情绪，乐观对待疾病。不要认为前列腺癌属恶性肿瘤难以治愈而悲观失望、焦虑忧愁，要配合医生积极进行治疗，最大限度地提高临床疗效。

（2）做到生活规律，起居定时，合理休息，保证充足有效的睡眠，戒除吸烟饮酒。注重饮食调养，适当多吃蔬菜和水果，不吃或尽量少吃辛辣刺激性的食物，并可根据病情的需要利用药膳进行调理。

（3）注意生殖器卫生，经常清洗外生殖器，坚持用温水坐浴，少穿或不穿紧身内裤，节制性生活。不要按摩前列腺局部，以免癌细胞扩散。坚持适当的体育锻炼，如散步、练习养生功等，以增强体质。

（4）做好手术后以及放疗、化疗后的调护工作，加强其生活护理。疼痛剧烈及恶心呕吐明显者及时进行对症处理；对已发生远处转移（如骨转移）的患者，行走和活动时应注意安全，以防病理性骨折等发生。

总之，前列腺癌患者只要做到早发现、早治疗，采取积极的态度和恰当的治疗方式，选择最有益于健康的生活方式，就能最大限度地减轻病痛，提高生存质量，延长生存时间，治愈也将是大有希望的。